Dr Paul NÉNON

MÉDECIN STAGIAIRE AU VAL-DE-GRACE

Sténoses de l'Intestin grêle

D'ORIGINE TYPHIQUE

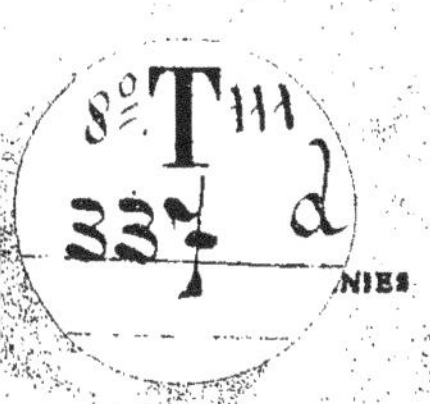

NIES

STÉNOSES DE L'INTESTIN GRÊLE

D'ORIGINE TYPHIQUE

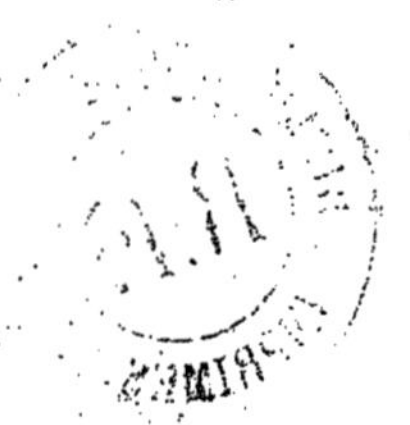

STÉNOSES DE L'INTESTIN GRÊLE

D'ORIGINE TYPHIQUE

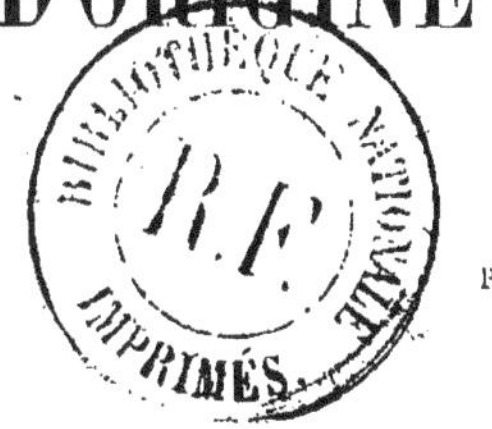

PAR

LE Dr PAUL NÉNON

MÉDECIN STAGIAIRE AU VAL-DE-GRACE

LYON

IMPRIMERIES RÉUNIES

8, RUE RACHAIS, 8

1907

A MON PÈRE ET A MA MÈRE

Je dédie ce modeste travail, faible témoignage d'une bien tendre affection et d'une infinie reconnaissance.

A MES FRÈRES, A MA SŒUR

AUX MIENS

A MES AMIS

A Monsieur le Docteur DELORE

ANCIEN CHEF DE CLINIQUE A LA FACULTÉ DE MÉDECINE DE LYON
ANCIEN ASSISTANT A LA CLINIQUE CHIRURGICALE DE M. LE PROFESSEUR PONCET
CHIRURGIEN DES HOPITAUX

Qui nous a inspiré ce sujet de thèse, et que nous tenons à remercier de ses conseils et de son enseignement.

A mon Président de Thèse

Monsieur le Professeur PONCET

PROFESSEUR DE CLINIQUE CHIRURGICALE,
ANCIEN CHIRURGIEN-MAJOR DE L'HOTEL-DIEU,
MEMBRE CORRESPONDANT DE L'INSTITUT,
OFFICIER DE LA LÉGION D'HONNEUR.

Nous remercions également tous ceux qui ont contribué à notre instruction médicale.

INTRODUCTION

Tuberculose et fièvre typhoïde sont les deux affections qui atteignent le plus fréquemment l'intestin grêle. La première y produit surtout des ulcérations qui, en se cicatrisant, entraîneront la formation de sténoses. Ces sténoses ont été, en ces dernières années, l'objet de nombreuses études, notamment à Lyon (thèses de Bernay et Patel).

Les sténoses dues à la fièvre typhoïde sont moins connues et d'ailleurs bien moins fréquentes que celles de la tuberculose. En outre, leur mode de formation est, d'une manière générale, différent. Au point de vue de leur apparition, ou bien elles s'intallent brusquement et alors que la fièvre typhoïde suit son cours, ou bien elles surviennent alors que la maladie est terminée depuis un temps plus ou moins long.

Dans cette étude des sténoses typhiques, nous avons adopté la division suivante. Dans une première partie, nous envisageons les sténoses qui surviennent au cours de la fièvre typhoïde et dans le premier mois, sténoses dues à deux causes principales : l'invagination et la coprostase avec parésie intestinale. A propos de chacune de ces causes, nous avons étudié la symptomatologie, l'anatomie pathologique, la pathogénie.

La deuxième partie est consacrée aux sténoses tardives survenant après le premier mois qui suit la fièvre typhoïde et dues à la péritonite (adhérences, coudure, etc.). Nous nous sommes demandé, en outre, si l'ulcération typhique en se cicatrisant pouvait produire un rétrécissement vrai, nié par beaucoup d'auteurs.

Enfin, dans la troisième partie, nous nous sommes occupé du traitement des sténoses typhiques.

PREMIÈRE PARTIE

I. — STÉNOSES AU COURS DE LA FIÈVRE TYPHOIDE ET DANS LE PREMIER MOIS

I. — Invagination.

L'invagination est, de toutes les causes d'occlusion dues à la fièvre typhoïde, peut-être la plus fréquente. Nous avons pu en recueillir cinq observations complètes. En outre, Louis, dans son ouvrage sur la fièvre typhoïde, rapporte brièvement trois faits d'invagination.

L'invagination se produit à deux périodes différentes de la maladie : pendant la convalescence, ce qui est le cas le plus fréquent. D'autre part, George Ross (*Annales de Chirurgie*, de Philadelphie) rapporte une observation d'invagination survenue pendant l'évolution de la fièvre typhoïde : il dit que le fait est extrêmement rare. Keen n'en cite aucun cas dans son livre des complications chirurgicales de la fièvre typhoïde publié en 1898 et contenant 1.700 cas.

Symptomatologie. — Quelle que soit l'époque de son apparition, l'invagination, si l'on s'en rapporte aux observations que nous avons recueillies, évolue avec une symptomatologie diffuse et variable. On peut, toutefois, essayer de tracer un tableau avec les symptômes qui se rencontrent le plus souvent.

Le début est généralement brusque, et marqué par des douleurs abdominales plus ou moins intenses. Les douleurs occupent l'abdomen d'une façon diffuse : il peut se produire des accès de coliques. En même temps peuvent apparaître des vomissements bilieux ou de coloration gris verdâtre.

Les renseignements que fournit l'examen de l'abdomen ne laissent pas que d'être peu nombreux et souvent ne méritent guère d'attirer l'attention.

L'abdomen est météorisé : on ne note pas habituellement de tuméfaction appréciable. Dans un cas seulement (obs. Scheele), on pouvait voir quelques mouvements péristaltiques dans l'hypocondre gauche.

La palpation provoque de la douleur dans les régions météorisées ombilicale ou iliaque, mais dans aucun cas, elle n'a pu permettre de reconnaître rien de particulier, surtout aucune tumeur, aucune résistance, aucun plastron circonscrit.

On peut, à la percussion, trouver en certaines régions un son mat, par exemple à l'épigastre ou à l'hypogastre. L'oreille, appliquée sur ces régions, a pu permettre de percevoir de fréquents bruits intestinaux humides et éclatants, qui se succèdent presque continuellement.

Ordinairement, au début, l'occlusion est incomplète, et le malade évacue des selles diarrhéiques, pouvant contenir du sang. Néanmoins, à la longue, il ne se produit plus de selles ni de vents.

Quant à l'état général du malade, il est le même dans

tous les cas. Le facies est grippé, les yeux enfoncés, les traits tirés, la langue rôtie. La voix est sans éclat et faible. Le pouls est rapide et peu tendu, la respiration augmentée de fréquence et angoissée. La température oscille entre 38°5 et 39°5.

Quand la mort arrive, le malade est dans le collapsus et en état d'hypothermie.

Evidemment, lorsque tous ces symptômes sont au complet, on peut arriver à poser le diagnostic d'occlusion sans d'ailleurs en préciser la nature. Mais souvent, certains signes égareront le diagnostic. C'est ainsi que si l'on excepte les douleurs, on peut ne rien tirer de l'examen de l'abdomen. L'abdomen est tendu et météorisé d'une façon insignifiante : la palpation, au lieu de provoquer de la douleur, peut l'atténuer. L'occlusion n'existe pas et les selles sont uniquement diarrhéiques.

Se basant alors sur la brusquerie d'apparition des symptômes, sur la gravité de l'état général, les vomissements, les signes relevés du côté du ventre, la constipation, on porte le diagnostic de perforation intestinale.

Et cela n'a rien qui doive nous surprendre, car maintes fois, une péritonite est prise pour une occlusion intestinale. C'est ainsi que dans les cinq observations d'invagination que nous avons recueillies, ce diagnostic a été fait trois fois.

Il faut tâcher de différencier cette occlusion par péritonite de l'occlusion vraie par invagination. L'idée d'une perforation doit être écartée lorsqu'il n'existe pas dans la fosse iliaque droite de phénomène morbide, spécialement marqué, aucune douleur en cette région, lorsque la sensibilité que présente l'abdomen, spontanément ou à la palpation est faible, lorsque le hoquet manque. Dans la perforation, il y a un symptôme très important, la chute de température parfois énorme : chez un malade de M. Dieulafoy, l'abaissement atteignait 5°. Enfin, la perforation s'accompagne d'un cortège de symptômes peut-être plus graves que l'invagination, se terminant habituellement par une mort rapide.

Il faut, en outre, se rappeler que la parésie intestinale, comme nous le verrons, vient encore compliquer ce chapitre du diagnostic différentiel de l'invagination.

Néanmoins, on doit envisager peut-être autant que les autres, cette cause d'occlusion dans la fièvre typhoïde. Ceci est surtout important pour l'intervention chirurgicale, qui doit être précoce, sinon le malade est voué à une mort fatale. La mort, d'ailleurs, peut survenir brusquement, avant même qu'on puisse tenter une opération: témoin le cas cité par Moty, d'un jeune soldat qui, convalescent de fièvre typhoïde et recevant déjà une nourriture solide, succomba subitement sans aucun phénomène prémonitoire.

En résumé, en présence de symptômes d'occlusion survenant au cours ou pendant la convalescence de fièvre typhoïde, on doit surtout songer à une perforation, à une invagination ou à la parésie intestinale.

Anatomie pathologique. — Dans les observations que nous avons recueillies, l'invagination occupe deux sièges différents : ou bien elle siège vers l'origine, ou bien vers la terminaison de l'intestin grêle. Dans l'observation de Vincent (obs. I), elle occupait la première partie du jejunum, à environ trente centimètres du duodénum.

Celle dont parle Watkins Pitchford (obs. IV) était distante de soixante centimètres du pylore. Dans l'observation de Ross (obs. V), l'invagination se trouvait à quatre-vingt-dix centimètres de l'union du duodénum et du jéjunum. Dans la région iléo-cæcale, les parties invaginées étaient à un mètre de la valvule (obs. II, obs. IV).

Les invaginations peuvent être multiples : Moty compta sept invaginations successives; Watkins Pitchford deux.

Le sens de l'invagination est toujours descendant. La longueur de l'intestin engagé dans la portion suivante est variable : depuis cinq centimètres jusqu'à vingt-cinq centimètres.

L'étranglement a lieu au niveau du collier, ou rebord circulaire formé par le reploiement de la gaine d'invagination. Le collier est tendu, blanc, exsangue. La muqueuse de l'intestin de la région invaginée, après ouverture de la paroi ou même par simple transparence, apparait le plus souvent fortement tuméfiée, d'une couleur rouge violacée, plissée d'une façon plus ou moins compliquée. Mais elle peut être pâle probablement à cause de la pression qui a chassé le sang des vaisseaux. Au-dessus du boudin d'invagination, l'intestin est dilaté, au-dessous, au contraire, il est flasque et vide.

La désinvagination ne peut être pratiquée que lorsqu'on agit d'une façon précoce. Dans le cas contraire, elle est rendue difficile, même impossible : la cause en est dans le collier, au niveau duquel se produit un étranglement, dans les adhérences qui unissent entre elles les surfaces péritonéales, dans la congestion des parties invaginées et aussi la pression du contenant sur le contenu.

Quant au péritoine, il ne présente généralement pas de traces d'inflammation. Dans un cas seulement, il y avait un peu d'épanchement liquide.

Pathogénie. — Quelle est la cause de l'invagination ? Pour sa production, il est nécessaire qu'un tronçon intestinal distendu permette la pénétration d'un tronçon contracté, réduit de volume et mobile. La cause réside donc dans une perturbation de la tonicité et du péristaltisme intestinal, perturbation qui est sous la dépendance des lésions de la muqueuse. Les contractions des couches musculaires de l'intestin rendent donc compte de la formation d'un grand nombre d'invaginations. L'invagination est descendante : c'est l'invagination progressive de Hunter.

D'autre part, Moty écrit : la cause des invaginations reste obscure, puisque l'on arrive, par élimination, à l'attribuer aux nerfs sympathiques; en effet, les parties invaginées ne correspondent pas aux points les plus fortement atteints par l'éruption muqueuse typhoïde, qui se localise plus ou moins au voisinage de la valvule. On doit donc absoudre les lésions matérielles de la muqueuse et mettre les accidents à la charge d'une idiosyncrasie, cause mystérieuse qui a modifié dans un sens particulier la susceptibilité très grande du tube digestif des convalescents de fièvre typhoïde. Et en effet, dans les observations, non seulement les parties invaginées sont distinctes des points où se trouvaient les ulcérations, mais encore ces ulcérations étaient cicatrisées.

Enfin, on pourrait, semble-t-il, admettre une autre pathogénie de l'invagination. M. Delore a eu l'occasion d'opérer chez des adultes cinq invaginations, dont trois cette année même. Or, en même temps que l'invagination, M. Delore a toujours observé la présence d'une tumeur, et tumeur ulcérée dans deux cas. Dans un cas, il s'agissait d'invagination avec tumeur ulcérée de l' S iliaque; dans un autre cas, d'une tumeur mélanique ulcérée de l'intestin grêle. Chez un autre malade, il existait une invagination en doigt de gant, du diverticule de Meckel, dans l'intestin, avec invagination intestinale secondaire. Enfin, deux autres observations ont trait à deux polypes compliqués d'invagination de l'intestin.

Or, n'est-il point logique d'incriminer la présence, au niveau de l'intestin, d'une tumeur pour produire l'invagination ? Il semble que les plaques de Peyer congestionnées, augmentées de volume et souvent ulcérées peuvent remplir le même rôle que les tumeurs, dans les observations plus haut mentionnées.

Evidemment, il ne s'agit ici que des invaginations survenues chez des adultes, car chez l'enfant, il faut admettre d'autres pathogénies, la laxité considérable des mésos, par exemple

II. — Coprostase et parésie intestinale.

On note quelquefois, à la reprise de l'alimentation chez les typhiques, une coprostase qui peut donner lieu en partie à la symptomatologie de l'occlusion. Mais cette coprostase cède au traitement : il n'en est point de même lorsqu'elle se complique de spasme ou de parésie intestinale. C'est cette cause d'occlusion que nous voudrions maintenant envisager.

Un bel exemple et d'ailleurs un des rares exemples nous est fourni par l'observation rapportée par M. Pinatelle. C'est ce cas qui nous servira de tableau symptomatique de cette variété d'occlusion typhoïdique.

Symptomatologie. — Le malade cité par M. Pinatelle avait une fièvre typhoïde d'intensité moyenne, mais il est à remarquer que l'affection s'était accompagnée d'une constipation persistante.

Au quarante-quatrième jour, le malade était en convalescence et avait repris depuis huit jours l'alimentation solide. Les symptômes d'occlusion apparurent brusquement à cette époque. Pendant la nuit, le patient fut réveillé brusquement par de violentes douleurs étendues à tout l'abdomen et sans localisation spéciale. Ces douleurs existaient sous forme de coliques. Le ventre était un peu météorisé : on pouvait voir les ondes d'un péristaltisme intestinal généralisé; enfin, il y avait suppression complète de l'émission de selles et de gaz par l'anus. L'état général était satisfaisant.

Le traitement médical institué ne modifia guère la situation. En effet, après ce début cataclysmique, il se produisit une évolution subaiguë, avec des symptômes progressifs de l'occlusion, c'est-à-dire vomissements, météorisme plus marqué, suppression complète des gaz et des selles.

Aussi, l'intervention chirurgicale fut-elle pratiquée : on créa un simple anus artificiel qui fut bientôt fermé, car le cours des matières se rétablit peu à peu normalement.

Que faut-il retenir de cette observation, au point de

vue de la symptomatologie de la parésie intestinale ? C'est d'abord la brusquerie d'apparition des symptômes d'occlusion. Dès le premier jour, l'occlusion, sans être complète, était néanmoins très marquée. Cependant, on peut assister à une évolution lente, comme chez la malade dont parle M. Bauby dans son livre de l'*Occlusion Intestinale*. Il s'agit d'une jeune femme qui, dans la convalescence d'une fièvre typhoïde, fut prise de troubles abdominaux de plus en plus accentués, qui firent penser à une rechute. On ne reconnut la coprostase qu'à une période avancée et l'on eut beaucoup à faire pour la combattre, si bien que la malade était en grand danger. Lorsque la débâcle arriva, la malade expulsa un bol fécal énorme et compact, de dimensions d'une bouteille.

Il est à remarquer, en outre, que dans les deux observations de M. Pinatelle et de M. Bauby, les phénomènes de coprostase et d'occlusion se produisirent pendant la convalescence.

Qu'elle débute brusquement ou qu'elle s'établisse d'une façon progressive, l'occlusion de la coprostase et de la paralysie évolue avec la symptomatologie commune à toutes les occlusions, quelle qu'en soit l'origine. C'est-à-dire que l'on aura du météorisme, des vomissements, suppression des selles et des gaz par l'anus. Dès lors, il faudra faire le diagnostic différentiel de la parésie intestinale d'avec les causes d'occlusion typhique dans le premier mois et la convalescence, c'est-à-dire surtout de l'invagination et de la perforation.

Il faut reconnaître que ce diagnostic différentiel est difficile. Néanmoins, on pourrait peut-être songer plutôt à la parésie avec coprostase qu'à l'invagination, lorsque le malade a eu de la constipation opiniâtre pendant le cours de la maladie et pendant la convalescence.

Le début est brusque dans l'invagination et la parésie. Mais l'évolution n'est point la même. Dans le premier cas, les phénomènes occlusifs augmentent et aussi les phénomènes généraux, par suite de cette occlusion marquée et aussi par suite des phénomènes de gangrène qui se passent au niveau de l'anse invaginée. Enfin, la terminaison est rapidement fatale, si l'on n'intervient pas.

Dans le second cas, au contraire, après le début cataclysmique, les phénomènes peuvent s'amender en partie. On peut alors assister à une évolution subaiguë et progressive de l'occlusion. Les phénomènes généraux sont moins graves et en tous les cas, l'évolution est plus longue et permet à l'intervention chirurgicale d'agir avec plus de succès.

Quant à la perforation intestinale, elle peut donner, nous l'avons vu, la symptomatologie de l'occlusion. Mais, à l'inverse de la parésie, elle se produit chronologiquement d'une façon d'ordinaire plus précoce; elle s'accompagne d'un état général très grave, avec symptôme important, de l'hypotermie; elle se termine, le plus souvent, par une mort rapide.

Anatomie pathologique. — Le facteur dynamique qui accompagne et complique la coprostase est, ou du spasme ou de la paralysie. Evidemment, on peut admettre que dans l'intestin du typhique, il s'établisse de la constipation et que sur les matières fécales, l'intestin se contracture pour produire l'occlusion, de même qu'il se contracture sur un calcul biliaire par exemple. Mais plus souvent, l'intestin se laissera distendre par suite de la paralysie.

Cette paralysie s'explique par la loi de Stokes. Lorsqu'une séreuse est enflammée, et elle l'est la plupart du temps dans la fièvre typhoïde, même non compliquée de perforation, la couche musculeuse sous-jacente se paralyse. La loi de Stokes est suffisante lorsqu'il s'agit d'affections de durée assez longue pour pouvoir produire une action sur la fibre musculaire sous-jacente. Mais elle ne l'est plus, semble-t-il, lorsque les phénomènes d'occlusion se produisent brusquement. De plus, si cette loi peut expliquer l'arrêt des matières, elle ne peut pas nous donner la clef de la production de ces phénomènes généraux, graves, qui apparaissent dès que l'occlusion intestinale est produite. Aussi, une autre théorie, la théorie du réflexe paralysant s'associe-t-elle à la loi de Stokes, pour nous expliquer la parésie intestinale. D'une part, en effet, la fibre musculaire de l'intestin subit l'action paralysante de la séreuse enflammée; d'autre part, cette paralysie est favorisée par l'inflammation du pneumogastrique.

La théorie du réflexe paralysant est basée sur les expériences de Pflüger, qui a démontré que le nerf splanchnique est le nerf modérateur de l'intestin; son excitation arrête le mouvement et annihile l'action du pneumogastrique. Or, l'on sait que ce dernier est considéré comme le nerf de motricité de l'intestin grêle : si on l'excite, on produit ou on renforce les mouvements péristaltiques. L'excitation du nerf splanchnique, au contraire, produit la suspension de l'innervation motrice de l'intestin.

Il est aisé de comprendre, maintenant, ce qui se passe

au niveau de l'intestin atteint par l'infection typhique. Sous l'influence de cette infection, il se produit un point de péritonite. Or, dans le péritoine, se trouvent des filets nerveux sensitifs qui gagnent les ganglions cœliaques, d'où ils se rendent à la moelle. D'un autre côté, le pneumogastrique envoie des filets nerveux qui s'intriquent dans les mailles du plexus cardiaque. Lorsque le péritoine s'enflamme, l'excitation qui part de cette séreuse arrive simplement aux ganglions cœliaques, d'où elle produit, par acte réflexe, la paralysie intestinale; ou bien l'excitation pénètre jusqu'à la moelle et arrive par ce centre nerveux jusqu'aux noyaux du pneumogastrique, dont elle paralyse l'action motrice sur l'intestin.

La tunique musculaire de l'intestin paralysé permet une grande distension de cet organe, et au point où les contractions intestinales manquent, les matières fécales s'arrêtent.

En outre, au-dessus de cet obstacle, les anses se laissent dilater par les gaz : elles se coudent. C'est au niveau de ces coudures que se développent de véritables éperons ou valves saillantes, qui contribuent encore à gêner le cours des matières et à distendre l'intestin.

Mais, dira-t-on, peut-on incriminer comme cause d'occlusion, la parésie intestinale due à la fièvre typhoïde, lorsque l'infection paraît guérie ? Dans l'observation de M. Pinatelle, les accidents éclatèrent au huitième jour d'apyrexie. Mais, comme le dit M. Pinatelle, en ce cas, il est logique d'incriminer le rôle indirect de la fièvre typhoïde. C'est elle qui prépara les deux principaux facteurs de l'occlusion : la coprostase et la parésie, dont les effets ne devaient se manifester qu'ultérieurement, à la reprise d'un travail digestif plus intense.

DEUXIÈME PARTIE

STÉNOSES TARDIVES SURVENANT APRÈS LE PREMIER MOIS

Les sténoses que l'on observe après le premier mois, reconnaissent, comme cause, la péritonite. Cette péritonite a pu se produire par propagation ou par ulcération. En outre, l'ulcération typhoïdique aboutit à la formation d'une cicatrice : cette cicatrice, comme celle consécutive aux ulcérations tuberculeuses, ne pourrait-elle pas produire un rétrécissement vrai de l'intestin ?

Nous aurons donc à étudier deux causes de sténoses tardives : la péritonite typhoïdique et le rétrécissement vrai de l'intestin.

I. — **Péritonite.**

Symptomatologie. — Les accidents d'occlusion causés par la péritonite surviennent à des époques variables. C'est ainsi que dans l'observation de Coley, ils commencèrent avec la convalescence; dans l'observation de M. Bérard, deux mois après la fièvre typhoïde; dans l'observation de M. Delore, ce n'est que sept ans après que l'occlusion se produisit.

Les symptômes sont également variables, et à ce point de vue, on peut distinguer deux sortes d'occlusion : l'occlusion chronique consécutive à la péritonite également chronique, et l'occlusion aiguë, survenant d'emblée, au cours d'une péritonite jusqu'alors latente.

La première débute, après la fièvre typhoïde (obs. Coley), d'une façon insidieuse : les phénomènes généraux sont peu ou pas accentués. Le malade présente des crises de constipation, qui peuvent durer six, huit jours, quelquefois davantage. Ces crises sont suivies de débâcles diarrhéiques.

En même temps, apparaissent des troubles digestifs : inappétence, nausées, vomissements, et quelques phénomènes cérébraux (céphalées, vertiges) dus à la résorption stercorale.

A la longue, les accès se multiplient, les adhérences deviennent de plus en plus nombreuses : alors, l'occlusion vraie peut éclater; elle est due, presque toujours, à l'agglutination en masse. Il est inutile de s'appesantir longuement sur une forme clinique, qui ne saurait, en général, prêter à confusion, au point de vue du diagnostic et qui ne laisse du reste à l'intervention active, qu'une part extrêmement restreinte.

La seconde variété d'occlusion est plus intéressante : l'arrêt stercoral survient d'emblée, alors que la péritonite était restée jusque-là latente.

Le malade ressent brusquement une douleur très vive dans l'abdomen; cette douleur peut être généralisée, mais souvent elle est localisée en un point précis de l'abdomen, ce qui peut être d'une grande importance dans la recherche du siège des lésions. Ces douleurs sont sous forme de coliques et s'accompagnent bientôt de vomissements, d'abord alimentaires, puis bilieux et fécaloïdes. On observe aussi du météorisme et l'arrêt complet des matières et des gaz.

Il faut se rappeler, toutefois, que les deux signes météorisme et vomissements fécaloïdes pourraient manquer lorsque les brides péritonéales siègent haut. Là, l'intestin est resserré au niveau ou un peu au-dessous du duodénum; la dilatation par stase gazeuse ne se produit que dans l'estomac et le duodénum, le reste du tube digestif est vide et flasque. En outre, à ces hauteurs, le contenu intestinal n'a point les apparences fécaloïdes; aussi, les vomissements qui passent pour caractéristiques, ne peuvent avoir lieu.

La palpation de l'abdomen fournit les données suivantes : une sensation de rénitence; en certains points, on peut trouver un empâtement élastique.

La percussion donne un son tympanique ou hydroaérique.

En même temps que ces symptômes, le malade présente des phénomènes généraux graves : facies péritonéal, hypothermie, angoisse, anurie.

Si nous envisageons maintenant la question du diagnostic différentiel, nous dirons que le diagnostic d'occlusion chronique se fait, en général, assez facilement. Quant à sa cause, elle est plus difficile à préciser. Il faut interroger avec soin les antécédents du malade. Le sujet a-t-il présenté auparavant une fièvre typhoïde, il faudra songer à la péritonite qui en est résultée, comme cause d'obstruction.

A-t-il eu une appendicite, est-il tuberculeux, on songera à la péritonite appendiculaire ou tuberculeuse; s'il s'agit d'une femme, à la péritonite d'origine annexielle. Au reste, le diagnostic de la cause pourra se faire aisément après la laparotomie, qui est indiquée dans la plupart de ces cas d'occlusion chronique.

Le diagnostic différentiel est plus difficile, lorsqu'il s'agit de la deuxième variété d'occlusion, dont nous avons décrit les symptômes : l'occlusion aiguë.

Et ici, nous ne parlerons pas de ces cas d'occlusion qui éclatent brusquement chez des sujets ayant présenté auparavant des symptômes abdominaux, des individus atteints de cancer ou de tuberculose de l'intestin, par exemple. Nous n'aurons en vue que l'occlusion aiguë, survenant d'emblée, sans que rien, de prime abord, ait pu la faire prévoir. C'est ici que les renseignements fournis par les antécédents morbides sont précieux.

Le sujet a-t-il, quelque temps auparavant, présenté une fièvre typhoïde ? Songeons à l'occlusion, surtout si, durant la convalescence, il a présenté quelques phénomènes abdominaux : vomissements, météorisme, fièvre. Il s'agit là de phénomènes de péritonite, qui peuvent paraître guéris complètement et définitivement et qui, plus tard, produiront l'occlusion aiguë.

L'observation relatée par M. Delore en est un exemple. Il s'agissait d'un malade dont l'occlusion débuta brusquement. Sept ans auparavant, il avait eu une fièvre typhoïde compliquée à la quatrième semaine de phénomènes abdominaux, qui imposèrent le diagnostic de péritonite. L'accident, du reste, retint le malade près de trois mois au lit. La guérison n'en parut pas moins définitive et complète.

Il ne faudrait pas croire que l'occlusion par péritonite typhoïdique soit seule à produire les symptômes décrits plus haut. Dans le premier mois, et plus longtemps même, après la fièvre typhoïde, l'intestin peut être le siège d'une perforation. Evidemment, c'est chose rare. La perforation est plutôt une complication qui se produit du troisième au cinquième septennaire. Elle n'a été notée que deux fois par Murchinson, au delà de la convalescence. En outre, dans l'occlusion par perforation, les phénomènes occlusifs sont moins marqués que dans ceux par péritonite avec obstacles mécaniques.

Mais l'appendicite, ne donne-t-elle point les mêmes signes que l'occlusion mécanique ? Le début n'est-il pas brusque dans l'un et dans l'autre cas ?

N'a-t-on point, dans l'appendicite, l'arrêt des matières et des gaz ? N'a-t-on point des vomissements, du météorisme, etc. ? Sans doute le malade atteint d'infection appendiculaire présentera une occlusion moins accentuée que dans l'occlusion vraie. Sans doute, le même malade aura des vomissements plus souvent porracés que fécaloïdes, de la douleur plus rapidement généralisée à tout l'abdomen.

Mais ces signes différentiels sont loin d'être absolus et il est des cas où le diagnostic différentiel est impossible. Il faut d'autant plus songer à l'appendicite, surtout si l'on se trouve à une période peu éloignée de la fièvre typhoïde, que pour M. Dieulafoy, l'appendicite paratyphoïde est assez fréquente.

Enfin, il faudra songer à l'étranglement interne, comme susceptible de déterminer l'occlusion aiguë.

Anatomie pathologique. — Comment la péritonite

peut-elle produire l'occlusion vraie ? Par la formation d'adhérences, les coudures, le volvulus, les brides ou rétrécissements extrinsèques.

Les adhérences réunissent deux anses intestinales, ou plus souvent, il existe une fusion, une coalescence d'une série d'anses intestinales qui forment paquet.

Les coudures sont dues souvent à des adhérences courtes: elles figurent une sorte de frein qui fixe un point de l'intestin, le coude et le plicature. Dans l'occlusion par brides, les tractus fibreux sont résistants et tendus; ils sont susceptibles d'oblitérer la lumière de l'intestin et d'en altérer suffisamment la paroi pour en compromettre la nutrition.

On comprend que ces causes puissent produire l'occlusion. S'il s'agit d'adhérences, elles agglutinent l'intestin en paquet, produisent des coudures multiples, des étranglements par brides, et s'opposent à la libre circulation des matières. C'est un mode d'occlusion très complexe, et disons-le, d'ores et déjà, un mode d'occlusion qui présente des difficultés souvent insurmontables à toute tentative chirurgicale.

L'intestin coudé et plicaturé se distendra au niveau de son bout supérieur et c'est là que se produira l'arrêt stercoral.

Les causes d'occlusion sont souvent plus compliquées. C'est ainsi que dans l'observation de M. Bérard, en un point, les anses intestinales étaient réunies en paquet : « Une des anses de ce paquet replié en anse, était introduite dans une boucle assez serrée, formée par une anse voisine, qui semblait tordue comme une véritable corde. Cette anse libérée, on vit que celle qui la nouait formait un cercle ayant ses deux extrémités soudées entre elles et soudées aux anses voisines par des exsudats péritonéaux... En outre, une anse assez solide, longue et grêle, reliait quelques anses de la masse ». De sorte que l'on avait affaire à trois causes d'occlusion : boucle, nœud et bride.

Pathogénie. — Il est une dernière question que nous devons nous poser : comment se produit la péritonite typhoïdique ? Elle peut se produire par trois mécanismes : par propagation, par l'intermédiaire des ganglions suppurés, par ulcération.

Dans la péritonite par propagation, l'invasion microbienne de la séreuse se fait par une véritable migration au travers des parois distendues et plus ou moins lésées, mais non ouvertes. Cette conception de la péritonite par propagation a été basée par Trousseau, sur un mémoire de Thirial, paru en 1863, qui contiendrait quatre observations caractéristiques. Ces observations ont été soumises à une critique très approfondie de M. le professeur Dieulafoy, qui a été amené à rejeter cette variété de péritonite. Trois seulement des quatre malades de Thirial avaient eu la fièvre typhoïde : ils étaient en pleine convalescence au moment où éclatèrent les accidents. A l'autopsie, on trouva les plaques de Peyer cicatrisées. On ne peut donc admettre que la lésion intestinale réparée et guérie ait pu produire une péritonite. Par contre, l'examen de l'appendice n'a point été fait, et pour M. Dieulafoy, la prédominance très nette de la péritonite dans la fosse iliaque droite et le bassin, évoque l'idée d'une appendicite paratyphoïde. Cette péritonite par propagation, dans la fièvre typhoïde, serait donc, en réalité, très souvent une péritonite appendiculaire post-typhoïdique. « Pour qu'il y ait migration des agents pathogènes à travers les parois intestinales, non perforées, il faut que ces agents pathogènes soient doués d'une exaltation de virulence, d'une force d'expansion qu'ils acquièrent en cavité close, mais qu'ils ne possèdent pas tant qu'ils trouvent un libre parcours dans le tractus intestinal. »

Les ganglions mésentériques atteints par l'infection typhique et suppurés peuvent produire aussi de la péritonite. Une étude sur cette variété de péritonite a été faite par M. Toussaint, dans le *Bulletin de la Société de Chirurgie de Paris* (1906).

L'adénopathie mésentérique peut être associée ou non avec la perforation intestinale. Elle peut entraîner une péritonite purulente mortelle ou bien une péritonite avec adhérences. Cette dernière variété de péritonite post-typhoïdique est assez fréquente. D'après Fix et Gaillard, il faut toujours examiner les ganglions mésentériques, même dans les cas où la recherche de la perforation serait infructueuse. Brouardel et Thoinot déclarent que la terminaison par suppuration des ganglions du mésentère, chez les individus atteints de typhoïde, n'est pas rare. Tout ou une partie du ganglion est envahi : la membrane d'enveloppe fibreuse peut s'ulcérer, se rupturer et enflammer la séreuse péritonéale. Il faut citer encore les observations, relatées par Louis et Jenner, de péritonite causée par la rupture des ganglions mésentériques. Frœnkel cite un cas de péritonite mortelle, au cours d'une fièvre typhoïde, par l'éclatement d'une poche ganglionnaire abcédée du mésentère. Chez un typhique, au septième jour d'une perforation intestinale qui avait paru s'enkyster, Audet fait la laparotomie. L'opéré succombe neuf jours après et à l'autopsie, on trouve, à la face inférieure du foie, une poche contenant du pus épais, paraissant provenir de la fonte d'un ganglion.

Un dernier mode d'infection du péritoine, dans la fièvre typhoïde est la perforation. Cette perforation est le résultat d'un processus typhique ulcéreux : elle siège le plus souvent vers la terminaison de l'iléon. Il ne faudrait pas croire que la péritonite qui en résulte, soit toujours une péritonite suraiguë à grand fracas. Fréquemment elle se déclare insidieusement, et les douleurs sont peu marquées, les vomissements peu abondants. Il faut savoir, en effet, que la perforation intestinale est habituellement très petite et permet aux agents infectieux de ne passer qu'en petite quantité et très lentement. Aussi, les adhérences peuvent-elles s'établir, qui limitent la perforation tout en amoindrissant ses effets nuisibles. C'est ainsi que Bucquoy cite le cas d'un homme qui, en pleine convalescence de typhoïde, fit une rechute et succomba. A l'autopsie, on constata, au niveau de la terminaison de l'iléon, une large ulcération avec perforation, comblée par des adhérences déjà anciennes.

II. — **Rétrécissement.**

Les ulcérations intestinales spécifiques, celles de la tuberculose, de la syphilis, entre autres accidents, entraînent le rétrécissement. Ce rétrécissement est dû à la coarctation de l'intestin par les progrès de la cicatrisation. En est-il de même des ulcérations typhiques ?

Auparavant, il faut dire quelques mots de l'anatomie pathologique de l'ulcération de la fièvre typhoïde. L'ulcération siège sur les plaques de Peyer et sur les follicules isolés. Ces parties sont d'abord le siège d'un gonflement dur (plaques dures de Louis). Ce gonflement est dû à la congestion, à l'accumulation d'une grande quantité de leucocytes et de bacilles typhiques. Vers le dixième jour environ, apparaissent les ulcérations. Elles se produisent par suite de la nécrose de la partie la plus saillante des plaques. Cette partie s'élimine progressivement et il en résulte une ulcération dont le fond se déterge peu à peu. Au niveau des follicules isolés, l'ulcération qui au début existait seulement au centre du follicule, s'agrandit progressivement. Il est à noter que ces ulcérations ont souvent une tendance à s'étendre dans la profondeur.

Le fond de l'ulcération détergé ne tarde pas à se tapisser de bourgeons charnus. Ce sont ces bourgeons qui comblent la perte de substance et forment la cicatrice.

La cicatrice de l'ulcère typhoïdique présente une légère dépression; elle est plus mince que la muqueuse environnante. Dans beaucoup de cas, la trace de l'ulcération ne tarde pas à disparaître et dans les autopsies d'individus qui ont succombé quelque temps après une fièvre typhoïde, il peut être malaisé de trouver les vestiges de la cicatrice typhoïdique qui peut cependant se manifester par une pigmentation noirâtre à son niveau.

Pourquoi ces ulcérations ne déterminent-elles point de sténose, à l'inverse des ulcérations tuberculeuses, par exemple ? Les ulcérations typhiques n'ont pas, habituellement, la même direction que celles dues à la tuberculose. Sans doute elles peuvent être circulaires, mais comme, le plus souvent, elles siègent sur les plaques de Peyer, elles affectent la même direction longitudinale. Au contraire, les ulcérations tuberculeuses présentent surtout une direction perpendiculaire à l'axe de l'intestin. C'est aussi dans ce sens que se manifeste la rétraction cicatricielle.

En outre, ces dernières ulcérations atteignent plus profondément les tissus sous-jacents à la muqueuse, que les ulcérations typhiques.

Mais doit-on rejeter absolument l'existence de sténoses typhoïdiques par rétrécissement vrai ? La rétraction cicatricielle ne peut-elle point oblitérer, sinon en totalité, du moins en partie, la lumière de l'intestin, lorsque l'ulcération typhique est dirigée perpendiculairement à l'axe intestinal, lorsqu'elle lèse profondément les diverses couches de la paroi, ce que l'on observe quelquefois ? Même lorsque les ulcérations sont longitudinales, elles pourraient, si elles étaient suffisamment accentuées, donner naissance à une sorte de rétrécissement intestinal, évidemment encore beaucoup plus rare et aussi moins serré. Spillman cite des cas de sténoses tuberculeuses de ce genre.

Il semble que l'origine typhique du rétrécissement de l'intestin grêle soit possible dans certains cas. Nous disons possible, car il faut bien reconnaître que l'on n'en trouve pas d'observations nettes dans la science.

Walsche, dans une étude sur le cancer, rapporte que Carswell dit qu'après la fièvre typhoïde, la cicatrisation des plaques de Peyer peut entraîner le rétrécissement. Houel, dans son *Mémoire* sur l'étranglement intestinal, écrit que le musée Dupuytren renferme une pièce de Barth, dans laquelle un rétrécissement circulaire de l'intestin grêle, qu'une sonde pourrait à peine franchir, est attribué à la fièvre typhoïde. Houel ajoute que les renseignements manquent. On peut hésiter d'autant plus à rapporter ce rétrécissement à la fièvre typhoïde que Barth, dans la séance du 18 mars 1852, de la Société anatomique, disait qu'il n'avait jamais rencontré, dans l'intestin des malades qui avaient succombé à la fièvre typhoïde, ni de cicatrices étoilées, ni de cicatrices rétractées. Cette affirmation émise par Barth en séance publique semblerait invalider l'origine pathologique de la pièce du musée Dupuytren.

D'autre part, M. Bauby, dans son livre sur l'Occlusion intestinale, rapporte qu'en septembre 1894, il opéra, quatre jours après le début des accidents, un homme de 35 ans, habituellement constipé depuis une fièvre typhoïde grave, qu'il avait eue vers sa douzième année. L'obstacle ne put être découvert : aussi, un anus fut-il pratiqué. Le malade mourut, et à l'autopsie, on trouva, vers la fin de l'intestin grêle, un rétrécissement dur et serré, dont les relations avec la dothiénenthérie parurent vraisemblables.

Enfin, au niveau de l'œsophage, on a cité des observations de rétrécissements consécutifs aux ulcérations typhiques. Voici ce que dit, à ce sujet, Thompson, dans les *Annales de Chirurgie de Philadelphie*, de 1904 : « On ne peut rien dire de défini sur la nature exacte des ulcérations rencontrées au cours de la fièvre typhoïde. Louis les considérait comme dues, non à l'infection typhique, mais plutôt comme une complication due à l'extrême mauvaise nutrition des tissus. Il est probable que les ulcérations de la partie terminale de l'œsophage sont produites par la digestion peptique de la muqueuse œsophagienne. Dans beaucoup de maladies cachectisantes, où le malade est resté longtemps très faible avant de mourir, on a pu observer des lésions ulcératives de l'œsophage. M. Evernon rapporte de nombreux cas d'ulcérations dues à la digestion peptique au-dessus de l'orifice du cardia et de perforation de l'œsophage. Mais cette théorie ne nous satisfait pas dans le cas d'ulcérations siégeant dans la portion supérieure de l'œsophage. A ce niveau, il est très probable que quelques-unes sont dues à la fièvre typhoïde ».

Puisque l'on en est réduit, à propos du rétrécissement typhique vrai du grêle, à l'admettre comme une possibilité ou tout au moins comme une rareté, nous ne parlerons point de sa symptomatologie qui, d'ailleurs, ne doit pas différer de celle d'occlusion progressive par péritonite, que nous avons déjà décrite.

TROISIÈME PARTIE

TRAITEMENT

Deux traitements peuvent être employés en cas d'occlusion d'origine typhoïdique : le traitement médical et le traitement chirurgical.

I. — Traitement médical.

De ce traitement, nous dirons peu de chose. Il peut être utile dans tous les cas, quelle que soit la cause de la sténose, pour combattre les symptômes douloureux. On appliquera sur l'abdomen des cataplasmes laudanisés; on pourra également administrer la belladone, qui diminuera ou supprimera le spasme intestinal; on pourra pratiquer des injections de morphine.

Quelquefois, le traitement médical aura une action non seulement sur les symptômes, mais encore sur l'occlusion elle-même. Nous voulons parler des cas où l'on incrimine la coprostase et la parésie intestinale. On prescrira des lavements huileux, l'entéroclyse, des lavements électriques ou gazeux. Cependant, il faut toujours se méfier de l'électricité et des lavements gazeux, administrés dans un intestin convalescent de fièvre typhoïde.

Et encore, ce traitement médical n'aura-t-il d'action que dans les cas bénins : l'observation de M. Pinatelle en est un bel exemple.

Aussi, en présence de symptômes d'occlusion, lorsqu'on suppose que la cause en est dans une invagination, dans une péritonite ou un rétrécissement, faut-il avoir recours au traitement chirurgical. Il doit, d'ailleurs, en être de même dans les cas où la cause échappe complètement.

II. — Traitement chirurgical.

A propos du traitement chirurgical, il est deux questions que nous devons envisager. A quel moment faut-il intervenir chirurgicalement ? Quelles opérations peut-on pratiquer ?

Lorsque l'on a affaire à une occlusion progressive, il ne faut pas différer l'intervention, qui deviendra bientôt impossible, par suite du mauvais état général du malade. Mais c'est surtout lorsqu'il s'agit d'une occlusion aiguë que la nécessité absolue d'une opération précoce s'impose. Il est aisé de comprendre, en effet, que l'opération précoce permettra de libérer un intestin encore capable de réparation, avant que la résistance du malade ait été affaiblie par les douleurs ou les phénomènes péritonéaux. Aussi faut-il, à ce sujet, s'en tenir à la pratique de M. le professeur Jaboulay, qui fait la laparotomie et la recherche de l'obstacle lorsqu'au bout de deux jours, au maximum, les moyens médicaux n'ont pu venir à bout d'une occlusion aiguë. Il ne faut point faire de réserves pour le cas où l'état général resterait bon, car, toujours d'après M. Jaboulay, c'est surtout lorsque l'état général reste bon qu'il faut agir d'une façon précoce. Si l'on agit ainsi, on ne rencontrera pas de difficultés sérieuses et les suites opératoires seront, la plupart du temps, très satisfaisantes. C'est ainsi que M. Jaboulay a obtenu au moins trois quarts de guérison. Que l'on consulte, au contraire, les statistiques de Curtis, portant sur 328 cas et de Saltzmann portant sur 180 cas d'occlusion de toute nature, et l'on trouvera une mortalité de 65 à 71 pour 100. Or, cette mortalité serait due surtout à ce que l'on a opéré trop tard. Sur 226 cas de mort, Curtis rapporte 142 fois la terminaison fatale, principalement au retard de l'intervention. Plus tard, Senn, en 1890 et en 1899, Boiffin, au Congrès de chirurgie, insistent sur la nécessité du traitement précoce. « Il faut faire la laparotomie exploratrice, dit Tuffier, parce qu'elle ne constitue pas un danger : elle éclaire le diagnostic et peut guérir le malade. »

Pourquoi l'opération doit-elle être précoce ? Dans l'invagination, il faut se rappeler que l'anse étranglée est le siège de lésions précoces. Au niveau de la zone de striction se produisent de la congestion, de l'œdème, des ecchymoses et finalement du sphacèle. Le sphacèle ne reste point localisé à la zone de striction : l'anse étranglée présente des hémorragies dans l'épaisseur de la paroi qui aboutissent à la nécrose. Ces lésions de la paroi, d'une part, irriteront les plexus nerveux pariétaux et retentiront ainsi par voie réflexe, sur le cœur et le poumon. D'autre part, la migration microbienne à travers la paroi intestinale entraînera la septicémie péritonéale. On conçoit, dès lors, qu'il faut intervenir de bonne heure où l'on veut éviter ces accidents redoutables.

Que s'il s'agit d'une péritonite, il est aisé de comprendre que l'organisme tout entier souffre de l'obstacle au cours des matières. L'organisme est peu à peu imprégné par les toxines et il arrivera un moment où elles retentiront sur lui d'une façon si fâcheuse, qu'il ne pourra plus faire les frais d'une intervention.

Lorsqu'on a décidé l'intervention, et pratiqué la laparotomie, les opérations sont différentes, suivant la cause de l'occlusion en face de laquelle on se trouve, suivant aussi les diverses particularités qui peuvent se présenter. Au point de vue du choix opératoire, il faut distinguer les sténoses mobiles, les sténoses adhérentes et les sténoses par invagination.

La sténose mobile est celle produite par le rétrécissement vrai de l'intestin, sans lésions marquées du péritoine. Nous avons vu que les rétrécissements typhiques sont très rares, mais possibles. En présence d'une sténose de cette nature, les opérations ne seraient pas différentes de celles que l'on a pratiquées sur l'intestin grêle atteint de rétrécissement tuberculeux.

L'*entéroplastie* a pour but de rétablir le calibre de l'intestin rétréci. Après avoir incisé l'intestin suivant son grand axe, on le suture de façon à obtenir une ligne transversale. L'opération donnera de bons résultats si la région intestinale sténosée est mobile : c'est là une condition essentielle. Il faut, en outre, que le péritoine soit intact pour que l'enfouissement se fasse dans de bonnes conditions.

L'*entérectomie* ou résection intestinale est, à première

vue, une opération séduisante, car elle supprime la lésion et permet le rétablissement du cours des matières. La section intestinale doit être faite en tissu sain, et le tissu sain sera un tissu souple, sans aucun épaississement. L'intestin, une fois réséqué, on réunira les bouts afférent et efférent, soit par la suture (entérorraphie circulaire, implantation latérale, entéroanastomose latérale), soit par le bouton anastomotique, qui permet la rapidité dans l'opération, la solidité de la suture.

L'entérectomie serait une opération excellente et assez facile à pratiquer, si la sténose était toujours mobile. Mais, le plus souvent, il y a eu réaction péritonéale et formation d'adhérences nombreuses. Lorsqu'on veut décoller ces adhérences, on déchire, ou les organes voisins ou l'intestin lui-même. En outre, le shock opératoire se produit souvent au cours de l'entérectomie, surtout chez les sujets affaiblis. Aussi, dans bien des cas de rétrécissement, faut-il faire l'entéroanastomose dont nous allons dire quelques mots.

Sténoses adhérentes. — La péritonite détermine deux variétés d'adhérences : ou bien ces adhérences agglutinent entre elles les anses intestinales, ou bien elles sont représentées par des brides qui, passant au-dessus de l'intestin, peuvent le comprimer.

L'intervention est différente suivant l'état de la bride. Tantôt elle fait corps avec la paroi, tantôt elle en est indépendante. Dans le premier cas, l'intestin est malade, et on note de l'épaississement dans le segment sus jacent à la bride. Dans le second cas, au contraire, l'intestin est sain; aussi, la section simple de la bride suffira-t-elle à faire disparaître la cause d'occlusion. Il n'en sera pas de même si la bride adhère à l'intestin : il faudra agir sur l'intestin lui-même. Au reste, la bride existe rarement isolée : ordinairement, on trouve en même temps les anses agglutinées entre elles par des tractus fibreux. Dans ce cas, on pourra dévider les parties de l'intestin accolées les unes aux autres en rompant les adhérences. Cette opération se fera d'autant plus facilement que les adhérences seront moins anciennes. Si elles sont récentes, le dévidement et la rupture des liens fibreux pourra être suffisant.

Il ne saurait en être de même dans la majorité des cas, car la réaction péritonéale date déjà de longtemps. On peut bien arriver à rompre les adhérences, mais on a tout lieu de craindre qu'elles se reforment au niveau des anses cruentées.

Aussi faut-il faire plus et pratiquer l'entérectomie dont nous avons parlé plus haut, ou l'entéroanastomose. Cette dernière opération sera préférée à la précédente, lorsque les adhérences siègeront sur une partie trop considérable d'intestin.

La variété d'anastomose que l'on choisira, sera le plus souvent une iléo-iléostomie; mais si la lésion siégeait à la partie inférieure de l'iléon, il faudrait faire une iléocolostomie.

Il faut choisir, pour l'entéroanastomose, deux anses saines, c'est-à-dire présentant leur souplesse normale. Il faut, en outre, qu'elles puissent être attirées hors de la plaie : de cette façon, lorsqu'elles auront réintégré la cavité abdominale, il n'existera pas de tiraillements à leur niveau. Pour réunir les deux anses, on emploiera ou la suture ou le bouton. On a pu objecter à cette opération de permettre l'accumulation des matières fécales dans l'anse intermédiaire, mais on peut répondre que cliniquement, ces accidents n'ont jamais été observés. C'est, du reste, une excellente opération, car elle permet le rétablissement du cours des matières dans un intestin enfoui dans de multiples adhérences. Enfin, cette opération rapide évite le choc péritonéal.

L'entéroanastomose n'est pas possible dans certains cas où une série d'anses intestinales sont agglutinées en un grand paquet. Dans ce cas, la seule ressource est l'anus contre nature permanent. Ce n'est là qu'un pis-aller, s'accompagnant de dénutrition rapide, de mort presque certaine : aussi, beaucoup de malades préfèrent-ils la mort à une semblable infirmité.

Invagination. — Lorsqu'après laparotomie, on se trouve en présence d'une invagination, on peut essayer la désinvagination. Mais on n'aura de chances de réussir que si l'on arrive tout à fait au début.

Dans l'observation de Ross, l'opération précoce fut pratiquée et permit la réduction rapide de l'anse invaginée, bien que les côtés du boudin fussent légèrement fixés.

Pour réduire, on essayera de dégager les deux cylindres par une douce traction exercée en sens inverse. Le procédé de Hutchinson consiste à masser mollement la portion engainée, à travers l'engainante et la refouler de bas en haut, jusqu'à ce qu'elle ait franchi le collet. Mais on se heurte souvent à deux difficultés, l'œdème et les adhérences : on peut rompre ces adhérences en passant dans le cul-de-sac séreux, le doigt ou un instrument mousse, mais il importe de procéder avec la plus grande prudence pour ne pas entraîner la rupture des parois souvent altérées.

D'ailleurs, l'invagination est sujette à la récidive quand elle est simplement réduite : pour éviter sa reformation, certains opérateurs conseillent de fixer l'intestin déployé au péritoine pariétal, d'autres raccourcissent le mésentère en y faisant un pli parallèle à l'intestin, retenu par des sutures; que si la désinvagination est impossible, le chirurgien a, à sa disposition, plusieurs procédés :

1° L'entérectomie de l'invaginé après entérotomie de l'invagination.

2° L'entérectomie du collet de l'invagination.

3° L'entérectomie de la totalité de l'invagination.

La première opération s'exécute :

a) Par le procédé de Maunsell;

b) Par le procédé de Barker-Rydygier.

Procédé de Maunsell. — On fait une incision longitudinale de huit à dix centimètres sur l'intestin invaginant, à la limite de l'invagination; on saisit l'intestin invaginé, on l'attire hors de l'incision longitudinale, jusqu'à y entraîner le collet de l'invagination. On résèque la portion d'intestin hernié et on suture les deux sections intestinales. On réduit et on ferme la plaie longitudinale. Ce procédé ne peut s'appliquer qu'aux petites invaginations.

Procédé de Barker-Rydygier.— Sur le collet, au point où l'invaginant se recourbe pour devenir le cylindre externe de l'invaginé, on fait une suture circulaire qui réunit l'invaginant à la première portion libre de l'invaginé. La suture terminée, on incise l'invaginant au-dessous du collet. L'invaginé est transversalement sectionné sur les deux tiers de sa circonférence. Le chirurgien introduit un doigt dans l'invaginé ouvert, pour s'assurer de sa large perméabilité; il place ensuite sur la lèvre supérieure de la section des cylindres invaginés, quatre points de suture totale. La section de l'invaginé est complétée; l'incision longitudinale est fermée. L'invaginé, libéré par la section, est abandonné à la défécation.

Entérectomie du collet de l'invagination. — On place une pince coprostatique sur l'invaginé et l'invaginant, à quelques centimètres du collet, en tissu sain. On suture horizontalement le mésentère de l'invaginé entre les deux pinces; on le sectionne ensuite entre l'insertion et la suture hémostatique. Enfin, les deux bouts intestinaux sont sectionnés au ras des pinces. Il s'agit de libérer l'invaginé saisi, de manière que la pince ne tienne plus que l'invaginant. Pour y parvenir, un aide établit en deçà, et à quelque distance de la pince, une coprostase digitale après avoir fait l'expression. La pince est lâchée; immédiatement l'invaginé se rétracte dans l'invaginant et disparaît du champ opératoire. La pince est replacée sur les lèvres de l'invaginant. Il ne reste plus qu'à exécuter l'entérorraphie circulaire ou l'entéroanastomose.

Entérectomie de la totalité de l'intestin.— En présence d'une invagination irréductible, quelle est l'opération que le chirurgien devra pratiquer de préférence ? Certains préconisent comme méthode de choix la résection en masse de la tumeur. Cependant, d'après la statistique de M. Delore, ce serait la résection du boudin seul qui donnerait les meilleurs résultats.

Une fois, la résection en masse fut employée avec insuccès. Dans tous les autres cas où fut pratiquée la résection simple du boudin, les malades guérirent, et la guérison se maintient chez l'un, en particulier, depuis quatre ans; chez l'autre, depuis deux ans. Il faut considérer, en effet, que la résection simple du boudin est une opération simple, rapide et sans choc, convenant parfaitement aux cas où l'invagination est étendue. Au contraire, la résection en masse du segment invaginé est grave et ne paraît convenir qu'aux petites invaginations. Cette dernière opération pourrait être pratiquée cependant lorsqu'il existe du sphacèle.

OBSERVATIONS

Observation I

Obstruction intestinale post-typhique. (Pinatelle : *Lyon médical*, 1900.)

Louis P..., âgé de 25 ans, éprouva vers le 6 octobre 1899 les premiers symptômes de sa dothiénenthérie. Frissons. Maux de tête depuis l'avant-veille. Faiblesse générale. Jamais d'épistaxis. Un seul vomissement le lendemain. Constipation. Subictère le 3e et le 4e jour.

9 octobre. — Purgation à l'huile de ricin.

10 octobre. — La température, au 5e jour, atteint son maximum, 40°6.

11 octobre. — Etat typhique. Rate faiblement hypertrophiée. Pas de taches. Point de gargouillements ni de douleurs abdominales. Pas de bronchite. Température autour de 40°.

Le traitement classique est institué. Les bains sont donnés toutes les trois heures au-dessus de 39°, à la température de 28°, et pendant 15 minutes.

13 octobre. — Une chute de la température à 38°2. Le séro-diagnostic est positif. La constipation persiste, nécessitant deux lavements par jour.

15 octobre. — Apparition de quelques taches peu nombreuses.

21 octobre. — La température qui, depuis quatre jours,

oscillait entre 39° et 40°, tombe assez rapidement à 36°9. Les bains sont suspendus. Aucune hémorragie ne se produit. Le pouls devient seulement un peu plus faible et plus fréquent, sans dépasser 116, avec quelques irrégularités. Des injections de caféine sont pratiquées pendant trois ou quatre jours. Les bains sont repris le lendemain, la température remontant au-dessus de 39°. Ils sont d'ailleurs assez bien supportés et produisent un abaissement moyen de 0°7.

23 octobre (18e jour). — La température tombe définitivement au-dessous de 39°. 78 bains ont été donnés.

24 octobre. — Au lendemain même de la cessation des bains (qui ne furent jamais inférieurs à 28°), apparition brusque de douleurs plantaires vives et superficielles, limitées symétriquement à la face inférieure des orteils et à la partie la plus antérieure des deux régions plantaires. Traitées par le salicylate de méthyle, elles disparurent au bout de 5 jours. Vers la même époque, dysurie aussi vive et aussi fugace.

Le *10 novembre* (36e jour), l'apyrexie définitive commença, suivie bientôt par une phase assez longue d'hypotermie.

Au *18 novembre* (44e jour), l'état général était excellent, mais la constipation persistante obligeait toujours d'évacuer l'intestin par deux lavements quotidiens, et aucune selle spontanée n'avait eu lieu depuis le début de la maladie. L'alimentation solide avait été reprise progressivement depuis huit jours, et, très bien tolérée, n'avait amené aucune élévation thermique, limitée d'ailleurs aux œufs et aux viandes blanches. Le pain n'avait point été permis, ni l'alitement supprimé. Ce fut dans ces conditions que s'annonça tout à coup, par des symptômes alarmants de la plus grande brusquerie, la complication qui fait l'intérêt de cette observation. Le malade, en effet, qui, jusque-là, n'avait éprouvé que des coliques passagères, avec borborygmes, depuis deux ou trois jours, fut brusquement réveillé au milieu de la nuit par de violentes douleurs abdominales. Celles-ci, irradiées en tout sens et sans point fixe net, atteignirent d'emblée toute leur intensité. L'abdomen était d'une sensibilité si vive et si superficielle que le plus petit cataplasme ne pouvait être toléré. Le ballonnement était encore léger. Le pouls et la température, interrogés d'heure en heure, restaient immuables à leurs chiffres normaux.

On prescrivit l'extrait thébaïque (0,10 centigr.), et une à deux injections de morphine. L'alimentation fut réduite à quelques gorgées de lait et de champagne frappé. L'idée d'une intervention d'urgence pour perforation, ajournée le matin, fut le soir définitivement écartée.

20 novembre. — Cependant, les coliques persistaient, aussi violentes malgré la morphine, toujours sans maximum net de la douleur spontanée ni provoquée. Franchement intermittentes, elles coïncidaient avec les ondes d'un péristaltisme intestinal généralisé: par contre, le ballonnement augmentait peu, réduisant et élevant un peu la matité hépatique qui n'était pas abolie. Pas de paralysie du diaphragme. Moins de défense de la paroi. Pas de nausées, de vomissements. Mais, depuis avant-hier, pas une selle, pas un gaz émis par l'anus. L'état général, le pouls et la température sont excellents; mais la diurèse est brusquement tombée de 3.500 à 500 grammes dès le premier jour, pour se maintenir dès lors à ce chiffre ou au-dessous.

Devant ces signes nets d'occlusion, le traitement fut modifié. Suppression de l'extrait thébaïque et de la morphine.

Au 2ᵉ jour l'huile de ricin fut prescrite à quatre ou cinq reprises, aux doses de 35 à 40 grammes. On y associa l'extrait de belladone, l'entéroclyse, par une longue canule de 35 centimètres, avec de l'eau glycérinée, de l'huile d'olive injectée à 48° et à la dose d'un à deux litres.

25 novembre. — Quelques vents ont été émis par l'anus, hier et aujourd'hui. Ce soir, à deux reprises, à la suite de lavements purgatifs qui déterminent de violentes coliques, quelques matières peu abondantes et ramollies par l'huile sont expulsées.

27 novembre. — Les deux petites débâcles d'avant-hier, qui représentaient manifestement le contenu du bout inférieur, n'ont été suivies d'aucune sédation et ne se sont pas renouvelées. Plus de vents par l'anus. Les contractions douloureuses, que les injections ne calment que d'une façon très passagère, et très relative, tendent à devenir de plus en plus fréquentes et subintrantes, supprimant presque tout sommeil. Leurs paroxysmes s'accompagnent maintenant de sensations nauséeuses et même de vomissements réflexes. Les ondes intestinales, perceptibles à la main et à la vue, s'accompagnent de bruyants borborygmes; elles se propagent plus volontiers le long des côlons ascendant et transverse, semblant se briser au coude gauche; mais les anses grêles y participent aussi. Le ballonnement a peu augmenté et la matité hépatique persiste, haute et faible. La percussion et la palpation les plus minutieuses n'ont jamais rien pu percevoir; le toucher rectal est également négatif. Pendant ce temps, l'état général reste très satisfaisant, la température normale, le pouls inférieur à 90, et la temporisation chirurgicale est encore décidée.

1er décembre. — Depuis ces trois derniers jours, le tableau s'est modifié. Les vomissements bilieux se reproduisent plusieurs fois par jour et l'intolérance alimentaire est complète depuis hier. Pas de hoquet. Toujours aucune selle, aucun vent par l'anus. La respiration diaphragmatique est conservée, ainsi que la matité du foie, et le ballonnement n'a augmenté que dans de faibles proportions. Il occupe surtout l'épigastre et l'hypocondre gauche; l'abdomen paraît aussi un peu asymétrique et rejeté à gauche et en haut d'une ligne allant de l'hypocondre droit à l'épine iliaque gauche. Les contractions douloureuses qui se dessinent dans cette région se répètent à intermittences rapprochées toutes les deux ou trois minutes. Le facies s'altère et les yeux s'excavent. L'intervention est décidée, intervention palliative sans doute, car toute recherche d'un obstacle était ajournée en principe, vu l'état général, à une séance ultérieure.

L'anus artificiel fut pratiqué le soir même, au niveau de la fosse iliaque droite, sur la partie la plus déclive des trois anses grêles dilatées et un peu vascularisées, qui, seules, se présentèrent au fond de la plaie. L'intestin ouvert, il s'en échappa une abondante quantité de matières et de gaz. Le péritoine contenait un épanchement séro-hématique abondant. Les suites opératoires furent des plus simples. Dès le lendemain, un changement à vue du facies se dessina, pour s'accentuer dès lors rapidement. Mais ce qui fut le plus imprévu, ce fut le retour spontané rapide de la circulation intestinale. Au quatrième jour, quelques vents furent pour la première fois émis par l'anus, et le lendemain matin une première selle se produisit, composée de quelques scybales. Mais elle était bientôt suivie de deux débâcles successives, représentant 3 kilogrammes de matières dures, moulées, dans lesquelles un examen attentif ne découvrit ni sang, ni débris de muqueuse.

A dater de ce jour, la perméabilité de l'intestin fut définitivement rétablie, et, d'emblée, la plus grande partie des matières reprit le cours normal. A la fin du premier mois, il ne s'écoulait à peu près plus que des liquides par la plaie, mais dès lors l'état tendit à rester stationnaire.

Vers le 7e mois, la cure chirurgicale de la fistule fut pratiquée. La guérison eut lieu sans incident.

Observation II

Invagination intestinale dans la convalescence d'une fièvre typhoïde.
(Vincent : *Archives de méd. et ph. mil.*, 1895.)

E..., soldat au 2e régiment étranger, entre le 10 octobre 1894 à l'hôpital militaire du Dey, au 8e jour d'une fièvre typhoïde contractée pendant les grandes manœuvres. Fièvre typhoïde à symptômes d'une gravité moyenne. Température entre 39° et 40° à la première semaine, puis tomba. Pas de symptôme abdominal. La diarrhée cessa le 27 octobre en même temps que la fièvre. Traitement par les bains froids (17°, 18°). Naphtol, alcool, quinine, antipyrine. La suite de l'observation présente un vif intérêt.

E... allait partir en convalescence, lorsque, le 11 novembre, il accusa quelques douleurs abdominales, et dit avoir vomi à plusieurs reprises dès la veille au soir. Les jours précédents, aucun phénomène insolite.

Le malade est couché dans le décubitus dorsal, le visage très pâle, grippé, les yeux cerclés de noir et enfoncés dans les orbites. Respiration angoissée, 32 à la minute. Pouls filiforme, 120. Température, 31°2. Pas de hoquet. Vomissements vert foncé, fluide, exclusivement bilieux. Abdomen non ballonné : pas de saillie anormale. E... accuse un peu de sensibilité spontanée, sourde et diffuse, traversée par intervalles par quelques coliques.

Rien à la palpation de l'abdomen au niveau des deux fosses iliaques ; pas de douleur, pas d'épanchement, aucun signe d'empâtement profond. Douleur notable à la pression dans la région sous-ombilicale, plus spécialement au-dessus du pubis. La percussion profonde ne dénote aucun son tympanique, la percussion superficielle révèle de la submatité dans l'épi et hypogastre. Au-dessus du pubis, la région est mate sur une longueur de 15 à 20 centimètres et une hauteur de 4 à 5 centimètres.

Malade sondé: quelques gouttes d'urine foncée. Donc, anurie véritable. Rien à l'examen des autres viscères. On songe à une occlusion de l'intestin et à une péritonite suraiguë avec hypothermie consécutive à une perforation intestinale. Cette dernière idée est écartée, par suite de l'absence de tout phénomène morbide dans la fosse iliaque droite, le défaut de douleur en ce point, la sensibilité faible que présentait l'abdomen spontanément ou à la palpation, certains signes négatifs (pas de hoquet).

On pense alors à un étranglement herniaire ou à une obstruction intestinale. Mais l'exploration des anneaux herniaires reste négative. D'autre part, le malade nous apprend qu'il est allé à la selle depuis la veille au soir (ni sang ni pus dans ses fèces).

Traitement: lavement laxatif, repos absolu, diète, ingestion de fragments de glace. Le lavement amène une selle diarrhéique, mais aucune détente dans les phénomènes.

A 2 heures de l'après-midi, l'état général s'est aggravé. Pouls, 130. Vomissements incessants, bilieux, sans odeur, non fécaloïdes. Abdomen sans météorisme véritable. Anurie.

A 4 heures, pouls presque imperceptible, 140 à 150.

L'hypothermie s'accentue, 35°9. Le malade meurt à 10 heures du soir.

Autopsie. — L'abdomen ouvert ne montre aucune trace d'épanchement ni d'inflammation de la séreuse péritonéale. Ce qui frappe à première vue, c'est le développement colossal de l'estomac, secouant la presque totalité des anses intestinales. Duodénum très dilaté: les anses intestinales qui le suivent sont au contraire plutôt affaissées et vides. Le gros intestin est encore rempli de gaz et de quelques matières liquides.

En cherchant à isoler le tube digestif de ses insertions péritonéales, on rencontre, dans la première partie du jéjunum, et à environ 30 centimètres du duodénum, un bourrelet volumineux, dû à une invagination intestinale qui a oblitéré entièrement cette partie du tube digestif et arrêté le cours des matières. Le sens de l'intususception est descendant; 5 à 6 centimètres de l'intestin grêle sont engagés dans la portion suivante de l'intestin. L'espèce d'anneau ou de collet intestinal au niveau duquel a lieu l'étranglement, est tendu, blanc, exsangue, et il faut un certain effort de traction pour dégager la portion invaginée. L'intestin, ouvert en cette partie, est également pâle et la marche suraiguë de l'affection n'a pas permis à la muqueuse de s'ulcérer.

Au-dessus de l'obstacle, l'estomac et le duodénum ouverts contiennent une grande partie d'un liquide bilieux, noir verdâtre, semblable aux déjections vomies par le malade pendant les dernières heures de sa vie. L'estomac ne renferme pas d'aliments au-dessous de l'invagination; l'intestin grêle est flasque; on trouve un peu plus loin l'ébauche d'une deuxième invagination intestinale. Une portion du grêle, celle qui est opposée à l'insertion mésentérique, s'est invaginée de 2 ou 3 centimètres, mais l'oblitération est incomplète.

Ouvert dans toute sa longueur, le tube digestif n'a du reste montré aucune autre altération; les lésions de la fièvre typhoïde antérieure s'étaient entièrement réparées sans laisser de traces.

La vessie, rétractée et petite, contenait quelques centimètres cubes d'urine. Tous les autres viscères étaient sains.

Observation III

Mort subite dans la fièvre typhoïde : sept invaginations de l'intestin grêle. (Moty : *Gazette des hôpitaux*, 1881.)

D..., jeune soldat au 120e de ligne, de constitution délicate, tempérament lymphatique, cheveux blonds, malade depuis six jours, entre le 11 mars à l'hôpital, offrant les symptômes d'une fièvre typhoïde bénigne à forme presque ambulatoire. La température, de 39°6 le soir de son entrée, redescend rapidement, et la période primitive se termine le 15 avec une température presque normale (37°6 le matin, 39°9 le soir). Après une courte fièvre de suppuration, le malade entre en convalescence le 24; le 25, il prend quelques aliments légers, et le 27, le mieux s'accentuant et la température restant normale, je lui prescris 82 grammes de pain matin et soir, un œuf à la coque et une pomme cuite; mais il meurt subitement avant le repas du soir, sans aucun phénomène prémonitoire. Il s'était soulevé sur son lit pour prendre son vase de nuit, et, le laissant échapper, il était retombé mort. La respiration artificielle et l'électrisation des inspirateurs, continuées jusqu'à diminution prononcée de l'excitabilité musculaire, restèrent sans résultat.

Le malade, qui se levait les jours précédents, était resté couché le jour de sa mort, sur la recommandation que je lui avais faite la veille de ne pas se fatiguer; mais personne dans son entourage ou parmi les camarades qui profitèrent du dimanche pour venir le visiter, ne constata rien de particulier chez lui. Je remarquai seulement, après sa mort, quelques filets de sang rouge dans son crachoir. L'autopsie fut faite le 28, à 3 heures de l'après-midi.

Cavité thoracique. Cœur. — Le péricarde contient une petite quantité de liquide clair; cœur de volume moyen; le cœur artériel (placé à droite), est dur, contracté, absolument vide, état qui correspond bien à la syncope brusque; le cœur droit renferme un peu de sang et un caillot mou, coloré; aucune dégénérescence macroscopique des fibres cardiaques.

Poumons: Le poumon du côté gauche est complètement adhérent à la plèvre pariétale; ses lobes sont adhérents entre eux: le poumon du côté droit est normal; en arrière et des deux côtés, faible degré de congestion, peut-être cadavérique.

Cavité abdominale. — Infiltration du péritoine pariétal au niveau des arcades de Fallope (cadavérique); quantité notable de liquide citrin dans le péritoine. L'examen extérieur de l'intestin grêle fait reconnaître 7 invaginations successives sur son trajet; la plus longue donne 25 centimètres d'intestin invaginé, soit un cylindre d'environ 10 centimètres de longueur; au-dessus des cylindres, il existe un très faible degré de dilatation. Aucune de ces invaginations ne présente d'adhérences solides de la séreuse avec elle-même, bien qu'il faille un certain effort pour réduire l'anse invaginée. Le premier étranglement siège à 30 centimètres du pancréas et le dernier à 1 mètre de la valvule de Bauhin; le gros intestin présente quelques rétrécissements spasmodiques qui ne semblent pas sortir des limites physiologiques. Les plaques de Peyer voisines de la valvule iléo-cæcale sont ulcérées superficiellement et sur le point de se cicatriser; il existe en outre quelques follicules clos ulcérés et de petites taches noires lenticulaires sous-muqueuses qui paraissent être des follicules clos chargés de pigment; les ganglions mésentériques sont encore très engorgés.

Les reins ne présentent aucune altération du parenchyme, mais la capsule du rein droit est épaissie à sa partie supérieure, et renferme 4 ou 5 petits kystes à contenu séreux clair sans hydatides.

La rate et le foie ne sont pas sensiblement engorgés. La cavité cranienne n'a pas été ouverte.

A noter que le sujet présentait une inversion totale des organes.

Observation IV

Intussusceptio ilei in der 4 Typhus-Woche. (Scheele : *Deutsche Medizinische Vochenschrift,* 1880.)

J. Wissmann, âgé de 39 ans, entra à l'hôpital le 23 septembre 1879. Il déclara qu'il était malade depuis quinze jours à trois semaines. Les premières manifestations consistaient en frissons répétés et en sensations de chaleur, en perte de l'appétit, en un grand abattement et une grande fatigue, symptômes qui, depuis, se précisèrent en s'accroissant. Cependant, jusqu'au jour de son entrée à l'hôpital, le malade vaqua à ses occupations, quoique avec une grande difficulté. Il aurait eu, tous les jours de la semaine précédente, des selles normales et aucune douleur abdominale.

Le jour de l'entrée du malade, apparurent subitement, le matin, après des selles soi-disant abondantes (diarrhée à n'en pas douter), des douleurs abdominales intenses, qui déterminèrent le malade à se faire admettre de suite à l'hôpital.

Le malade est de taille moyenne, maigre, brun de peau, d'une musculature puissamment développée. Il possède toute sa connaissance, est fortement angoissé et inquiet. Il présente un facies cholérique, les yeux enfoncés, les traits tirés, la langue rôtie. Une soif douloureuse, un hoquet fréquent. Abondants vomissements de liquide gris verdâtre et grumeleux. Voix sans éclat et faible. De violents accès de coliques survenant périodiquement et accompagnés de gémissements à haute voix. Fréquence de la respiration augmentée.

L'abdomen, météorisé, surtout dans les régions moyenne et hypogastrique, est tendu fortement, partout indolore à la pression. Les régions hypogastrique et iliaque gauche paraissent plus fortement tendues et plus proéminentes que le reste de l'abdomen. La palpation des parties météorisées ne permet de reconnaître rien de particulier, surtout aucune tumeur, aucune résistance ou plastron circonscrit. La percussion donne en tous les points de l'abdomen un son tympanique de hauteur variable; seules, les régions abdominales latérales profondes, de même que la zone inférieure de l'hypogastre, donnent un son mat. L'oreille, appliquée sur la région hypogastrique gauche, perçoit là même de fréquents bruits intestinaux, humides et éclatants, qui se succèdent presque continuellement. Précisément, en ce point, on sent, à un examen plus précis, de faibles mouvements péristaltiques dont on peut se rendre compte à l'œil.

Le pouls est peu tendu; 124 pulsations à la minute.

L'examen des autres organes est négatif.

Température du 23, à 4 heures de l'après-midi: 38°.

Traitement. — Glace. Injection de morphine. Puis, 8 gouttes de teinture d'opium, jusqu'à ce que le malade ait retrouvé son calme. Vin rouge tonique. Diète liquide absolue. Du 24 au 28 septembre, le malade présente des vomissements d'ailleurs assez rares, peu abondants, constitués par un liquide gris, grumeleux.

Selles diarrhéiques, alternatives d'amélioration et d'état plus grave. Température entre 38°5 et 39°5. Urine albumineuse, indicanurie. Le traitement par l'opium est continué. Un lavement sous haute pression fait pénétrer dans l'anus 1 litre de liquide au maximum. Il est impossible d'établir si le liquide est ressorti en passant par le côlon descendant. L'eau qui ressort est manifestement teintée de sang et contient quelques petites matières fécales en grumeaux. Dans la suite, les lavements administrés permettent d'introduire 2 litres et 3 litres de liquide. Le liquide arrive d'une façon non douteuse au cæcum, où, après le lavement, on perçoit nettement un clapotage à la palpation.

28 septembre. — Aggravation. Pendant la nuit, hoquets fréquents; beaucoup de vents. Pouls à 120, petit; de violentes douleurs réapparaissent. Pupille étroite (opium). Le malade a sa connaissance. L'abdomen n'est pas plus tendu qu'auparavant. La percussion de l'abdomen donne partout un son tympanique. Quantité d'urine, 500 cc. Température, 38°5 et 39°9 maximum.

Le soir, pouls, 132, filiforme. Cheyne-Stokes. Durant tout le jour, le malade n'a eu aucun vomissement. Vents abondants, pas de selles.

29 septembre. — Collapsus grave. Etat comateux. Pouls incomptable. Plus de selles ni de vents. Respiration redevenue rythmique, lente et superficielle.

Le 30 septembre, fortes douleurs abdominales. Vomissements continuels sans effort. Etat comateux; matières vomies fécaloïdes. Langue sèche et noire. Pas de selles ni de gaz. Le malade perd son urine. Dans la nuit du 30 septembre au 1er octobre, il succombe.

Autopsie. — Cadavre d'un homme de constitution moyenne, peau couleur brun sale; les yeux sont enfoncés; la musculature est très diminuée, le pannicule adipeux très marqué.

Dans les parties flottantes de la cavité abdominale, surtout dans le petit bassin, il y a un peu de sérosité sanglante, environ 250 cc. L'intestin grêle est météorisé, enchevêtré avec les différentes parties du côlon. Ces dernières ont un aspect normal. Quant à l'intestin grêle, il présente un aspect en partie normal aussi. Quelques parties pourtant ont un aspect gris vert sale, d'autres, surtout celles qui sont situées dans le petit bassin, sont teintées en rouge brun. Les vaisseaux de la séreuse sont, en certains endroits, fortement injectés; les mésentériques, surtout les veines, sont remplies jusqu'à distension. Aucun signe de péritonite. La partie inférieure de l'iléon est vide sur une étendue de 40 centimètres. La partie supérieure de ces 40 centimètres s'enfle subitement sur une longueur de 8 centimètres, et fait reconnaître à la palpation que cette partie supérieure renferme dans son intérieur une tumeur allongée en forme de boudin.

A l'extrémité supérieure des 8 centimètres, l'iléon se resserre dans toute sa circonférence et forme l'enveloppe extérieure d'une invagination. La fixité de cette invagination est telle, qu'une pression un peu forte, même au niveau de l'extrémité supérieure ou inférieure de l'intestin, pourrait provoquer une ouverture de l'intestin; on aperçoit la muqueuse de l'invagination fortement tuméfiée, d'une couleur bleu rouge foncé, plissé d'une façon compliquée.

Observation V

Intususception in convalescence from typhoïd fever. (Vatkins Pitchford. *British Medical Journal,* 1902.)

Le 26 mai 1900, je fus appelé par S.-P. Martin, pour voir avec lui un de ses malades, convalescent de fièvre typhoïde, qu'il craignait atteint de perforation.

Cet homme, âgé de 29 ans, guéri d'une véritable atteinte d'entérite, avait pris une nourriture solide depuis plus de six semaines, quoique sa faiblesse fut encore bien marquée. Le 24 mai, il avait été pris de diarrhée; en même temps, il dut rester au lit. Température normale. Le 25, la diarrhée persistant, il fut pris soudain d'une brusque douleur abdominale, de vomissements fréquents et de collapsus.

Le 26, quand je le vis pour la première fois, son état ne s'était pas amélioré; les extrémités étaient froides, la température au-dessous de la normale, le facies péritonéal. Il vomissait fréquemment, et évacuait, durant les paroxysmes de la douleur, des matières liquides mêlées à du sang. La douleur, sous forme de coliques, quoique jamais complètement intermittente, était un peu diminuée par la pression exercée avec la main. L'abdomen était rigide, rétracté, tendu. La sonorité hépatique était normale. Je fus persuadé qu'il ne s'agissait pas de perforation, et ne vis aucune indication à l'opération.

Le 27, les vomissements devinrent graves et beaucoup de sang s'écoula avec les selles, toujours liquides.

Le 28 et le 29, les vomissements et la diarrhée cessèrent graduellement, mais pas d'amélioration générale. La langue restait humide, les selles étaient presque constituées par du sang pur. Les douleurs occupaient maintenant les deux régions iliaques et étaient très violentes. Pas de tuméfaction appréciable, bien qu'alors on songeait presque à une invagination. Le 30 mai, au matin, injection intraveineuse de sérum, mais le malade ne survécut qu'une heure ou deux.

Autopsie. — En ouvrant le cadavre, quelques heures après la mort, on constata qu'il n'existait pas de péritonite. On vit 9 invaginations du grêle, toutes à direction inférieure; deux étaient doubles. La plus élevée se trouvait à 30 pouces du pylore, la plus basse à 3 pieds de la valvule iléo-cæcale. La plus longue mesurait 5 pouces et demi, la plus courte 3. Les invaginations étaient difficilement réductibles, non cependant à cause d'une congestion de ces mêmes invaginations ou d'une adhérence des surfaces péritonéales, mais à cause de la pression très marquée du contenant sur le contenu. Pas d'exsudation séreuse du péritoine. La muqueuse de l'estomac, du duodénum, du cæcum, côlon ascendant et transverse était normale; celle du côlon descendant et du rectum présentait les signes d'une inflammation chronique. La muqueuse du rectum présentait des saillies et des tubercules, et ressemblait à la surface de la partie postérieure du dos d'une langue normale. Pas d'ulcérations ni de cicatrices d'ulcérations dans le gros intestin. L'iléon, à sa partie terminale, sur une longueur de 2 à 3 pieds, présentait quelques ulcérations guéries, évidemment d'origine typhique. La muqueuse du jéjunum et de l'iléon était très congestionnée jusqu'au côté iliaque de la valvule iléo-cæcale; cette congestion était moins marquée dans la partie supérieure du duodénum, où elle était limitée au bord libre des valvules conniventes. Au niveau des points où s'étaient formées les invaginations, la congestion de la muqueuse manquait, probablement à cause de la pression qui avait chassé le sang des vaisseaux.

Observation VI

Acute intususception occuring as a complication of typhoïd fever.
(Ross : *Ann. Surg. Phila.*, 1904.)

George Ross rapporte l'observation d'un jeune homme de 17 ans, qui fut reçu au « German-Hospital » le huitième jour d'une atteinte de fièvre typhoïde. La température suivit une marche régulière. Néanmoins, pendant le jour, l'ascension de la température fut considérable, la différence entre la plus haute et la plus basse température étant de plus de 3° F. Le maximum qu'elle atteignit fut de 104 F.

Le 21ᵉ jour, le malade eut une selle liquide, renfermant du sang. Le 26ᵉ jour, à 1 h. 30 de l'après-midi, il se réveilla avec une violente douleur abdominale à caractère diffus; on notait une certaine contracture du muscle grand-droit. Le malade poussa des cris de douleur pendant 15 minutes, et fut soulagé seulement par la morphine. A 2 heures, 98° F. Respiration, 20, pouls, 80. A 4 h. 40, nouvelle hémorragie. Entre le moment de la crise douloureuse et 3 h. 30, distension abdominale. Leucocytose de 16.000.

On diagnostiqua une perforation, et la laparotomie fut pratiquée sans délai.

A l'ouverture de la cavité abdominale, on vit évidemment qu'on n'avait pas affaire à une perforation; il n'y avait pas de gaz ni de matières fécales dans le péritoine, pas d'exsudats inflammatoires. On jugea sage de faire un examen de l'intestin grêle. La partie terminale de l'iléon, sur une longueur de 20 pouces, était modérément distendue. On put voir les ulcérations typhiques, et les points sièges de l'hémorragie, à travers la mince paroi de l'intestin. Depuis ce point jusqu'au duodénum, l'intestin était complètement affaissé. A 3 pieds environ de l'union du duodénum et du jéjunum on trouva une invagination de

2,5 à 3 pouces de long; le sens de l'invagination était de haut en bas. La désinvagination fut rapidement pratiquée, et l'intestin lentement distendu. Les parois de la portion invaginée étaient légèrement fixées et auraient bientôt été adhérentes. La cavité péritonéale fut lavée avec du sérum et la plaie abdominale refermée sans drainage. On pratiqua une injection intraveineuse de 100 cc. de sérum. La température se maintint à 98° F. après l'opération, et s'éleva progressivement à 101 F. Le 27e jour, le malade eut deux hémorragies, l'une de 120 cc., l'autre de 250. Température normale le 28e jour.

Le 34e jour, température normale, et état général du malade satisfaisant. La guérison se fit sans incidents.

Observation VII

Occlusion intestinale aiguë consécutive à une ancienne fièvre typhoïde. (Delore : *Lyon Médical*, 1906.)

Malade âgé de 20 ans, appartenant à une famille de tuberculeux; trois de ses frères auraient succombé à des localisations diverses du bacille de Koch. Lui-même n'accusait qu'une fièvre typhoïde survenue il y a 7 ans auparavant, et compliquée vers son déclin, vers la 4e semaine environ, de phénomènes abdominaux graves, vomissements, météorisme, fièvre élevée, qui avaient imposé alors le diagnostic de péritonite. Cet accident fut du reste assez sérieux, pour retenir le patient près de 3 mois au lit. La guérison n'en parut pas moins complète et définitive.

L'affection qui l'amenait à l'hôpital, dans le service de M. Devic, le 22 janvier dernier, avait débuté brusquement 7 jours auparavant par une violente douleur abdominale, à siège sous-ombilical et médian, accompagnée bientôt de vomissements alimentaires, puis bilieux, enfin fécaloïdes; l'arrêt des gaz et des matières fut dès lors absolu. A l'examen, l'attention était tout d'abord attirée sur les douleurs atroces qui arrachaient des cris ; la face était pâle, contractée par la souffrance. Le moindre attouchement de la paroi abdominale réveillait ces douleurs, au point de rendre inutile toute exploration. L'abdomen était, du reste, plutôt excavé, par la contracture réflexe de tous les muscles abdominaux. On peut néanmoins reconnaître du gargouillement sous-ombilical et médian. Température, 37°6. Toucher rectal négatif. Urines rares et albumineuses.

On pose le diagnostic d'occlusion intestinale, siégeant probablement sur le grêle, et causée soit par une sténose tuberculeuse primitive, soit plutôt par d'anciennes adhérences résultant de la péritonite d'origine typhique.

On commença aussitôt l'anesthésie. Celle-ci, en faisant cesser la contraction de la paroi, permit de recueillir un symptôme qui avait échappé jusque-là aux investigations. Après palpation de la zone ombilicale, on peut voir se dessiner à plusieurs reprises une onde péristaltique qui, partant du pubis, remontait vers l'ombilic, en s'inclinant légèrement à droite.

Une laparotomie médiane sous-ombilicale donne issue à un léger épanchement séreux, puis à des anses intestinales fortement dilatées. On reconnaît rapidement que l'obstacle siège sur l'intestin grêle, dont une partie est dilatée, tandis que l'autre est affaissée.

Pour rechercher l'obstacle, l'intestin dilaté est rapidement dévidé à partir d'une anse repérée. Nous arrivons ainsi à l'angle duodéno-jéjunal ; il faut donc reprendre ce dévidement des anses, et l'on arrive ainsi au siège de l'occlusion. Cette manœuvre nous a permis de fixer le siège de l'obstacle à 3 mètres environ au-dessous de l'angle duodéno-jéjunal.

En ce point, deux anses intestinales sont accolées l'une à l'autre en forme de canon de fusil, leur convexité tournée en haut. Ainsi réunies entre elles par de solides adhérences, elles sont également fixées intimement sur le côté droit de la colonne lombaire, à 1 ou 2 centimètres du mésocôlon transverse. Elles sont véritablement plaquées sur les plans vertébraux par un voile d'adhérences anciennes et résistantes. L'anse droite ou ascendante est dilatée en amont; au-dessous de l'anse gauche ou descendante, l'intestin est affaissé.

Enfin, de la face antérieure de l'anse droite, part une bride longue de 25 centimètres environ, qui a le calibre d'une plume de corbeau; elle croise la ligne médiane et vient se perdre à la face profonde de la paroi abdominale, dans le flanc gauche, en s'étalant là en forme de patte d'oie. Elle passe en avant de l'anse descendante ou gauche, et l'écrase légèrement. En somme, disposition complexe de l'obstacle comme d'habitude; mécanisme de la coudure par adhérences et par bride, écrasement, symphyse étendue sur 15 à 20 centimètres. Il s'agit d'une sténose extrinsèque avant tout et consécutive à la péritonite.

La bride est réséquée entre deux catguts; puis, nous procédons au décollement des anses, qui est poussé jusqu'à la libération complète. On constate alors que le calibre de l'intestin a bien ses dimensions normales. Mais, comme nous craignons la reproduction des adhérences entre les surfaces cruentées, nous établissons une anastomose rapide au bouton entre deux anses immédiatement sus et sous-jacentes. Suture, paroi à deux plans. Guérison rapide.

Observation VIII

Occlusion intestinale aiguë. (Bérard : *Archives provinciales de chirurgie*, 1894.)

Le 3 septembre 1894, entre à la salle Saint-Augustin un jeune garçon de 11 ans, adressé par M. le docteur Vivien (de Vienne), avec le diagnostic d'occlusion intestinale remontant à 2 jours.

A voir le petit malade, ce diagnostic ne manquait pas que de surprendre; en effet, l'enfant, qui venait de faire le voyage de Vienne à Lyon en chemin de fer, et qui avait été amené de la gare à l'hôpital à pied, avait le visage reposé, les pommettes légèrement colorées, et racontait lui-même son histoire sans être interrompu par le moindre hoquet. De temps à autre seulement, il portait la main à son ventre, en se plaignant de vives douleurs dans la région ombilicale.

Un mois auparavant, il avait eu une fièvre typhoïde légère, sans aucune complication, et depuis trois semaines il avait repris le régime courant sans accident intestinal. Deux jours avant son entrée, il avait mangé sept à huit pêches en rejetant les noyaux, et, au bout de quelques heures, il avait ressenti dans tout l'abdomen mais surtout autour de l'ombilic, des douleurs très vives à forme de coliques, bientôt accompagnées de ballonnement, d'arrêt de matières et de suppression de l'émission de gaz par l'anus. Loin de présenter de l'anurie, il avait des envies fréquentes et réelles d'uriner, sans ténesme. Peu ou pas de vomissements; il ne se souvient pas du nombre, et la mère dit que ce symptôme ne l'a pas frappée; en tout cas, ils ne furent ni bilieux ni fécaloïdes. Le docteur, appelé dans la nuit suivante à cause des douleurs qui reviennent par crises de plus en plus fréquentes et intolérables, prescrit un cataplasme laudanisé et un lavement laxatif qui reste sans effet.

Le lendemain matin, même situation, mais avec exacerbation des souffrances; l'abdomen est très ballonné et les selles toujours absentes, malgré l'administration de lavements gazogènes et l'injection de 2 centigrammes de morphine. C'est alors que le docteur Vivien envoie son malade à M. Jaboulay, actuellement chargé du service de M. Vincent à la Charité.

L'examen, auquel le petit patient se prête très facilement, fournit les données suivantes: parois abdominales antéro-latérales, fortement soulevées et bosselées par les anses intestinales distendues avec prédominance en avant.

La palpation donne une sensation de rénitence générale avec empâtement dans la fosse iliaque droite et dans la région appendiculaire, jusqu'à la ligne blanche, un peu au-dessus de l'ombilic. Tympanisme général, contrastant avec une matité très accentuée dans les régions empâtées qui ne sont cependant ni œdématiées, ni particulièrement douloureuses, et où l'on ne trouve pas de fluctuation. A l'exploration du cæcum et du côlon, pas de gargouillement ni de sonorité spéciale.

L'examen est à ce moment interrompu par une crise de coliques très vives qui font pousser des cris à l'enfant. Quand elle est terminée, on explore les anneaux herniaires; ils sont tous libres. Le pouls se maintient régulier, ample, plein, sans accélération notable; la température rectale est de 38°4.

D'après ces signes, M. Jaboulay confirme le diagnostic d'occlusion intestinale, après avoir écarté l'idée d'une appendicite, malgré l'excellence de l'état général contrastant avec l'acuité des phénomènes occlusifs et douloureux. Il est d'avis que l'intervention immédiate s'impose, et, comme l'empâtement de la fosse iliaque droite s'étend jusqu'à l'ombilic, il décide de pratiquer une laparotomie médiane.

Anesthésie au chloroforme; longue incision allant de l'ombilic à quelques centimètres du pubis; à l'ouverture du péritoine, un jet de liquide citrin un peu sanguinolent s'échappe de l'orifice, suivi de quelques anses d'intestin grêle qui ont une teinte rouge violacée, des parois dépolies, une odeur gangréneuse. Après ce déroulement spontané des anses superficielles, on tombe sur un paquet violacé, imbibé d'un liquide analogue à celui qui vient de s'écouler au dehors et constitué par une intrication d'intestins distendus, livides, légèrement agglutinés par des exsudats, surtout au niveau du mésentère, et qu'on libère en ne provoquant qu'une rosée sanguine insignifiante.

On reconnaît alors qu'une des anses de ce paquet, repliée en anse, est introduite dans une boucle assez serrée formée par une anse voisine qui semble tordue comme une véritable corde. Cette anse libérée, on voit que celle qui la noue forme un cercle ayant ses deux extrémités soudées entre elles et soudées aux anses voisines par des exsudats péritonéaux. On détruit au doigt cette soudure, sans érailler par la manœuvre autre chose que la tunique séreuse bourgeonnante, et en ne faisant sourdre qu'un peu de sang en nappe dont l'écoulement est tari de suite par un lavage à l'eau chaude bouillie.

Pour terminer la désagrégation du paquet auquel appartenait le nœud compliqué, il faut encore détruire une bride assez solide, longue et grêle, qui retient quelques anses de la masse. Ce qui porte à trois le nombre des causes d'occlusion: boucle, nœud, bride, et à deux les coudures brusques des anses, le tout occupant une partie de l'iléon, au niveau probablement des anciennes ulcérations typhiques et de la péritonite exsudative qu'elles avaient déterminée.

Les anses qui suivent immédiatement ces dernières sont ratatinées, pâles et diminuées de calibre; puis, lorsqu'on veut se rendre compte de l'état du cæcum, on tombe sur le gros intestin absolument sain, avec un appendice libre et peu volumineux, mais en contiguïté avec les anses terminales de l'iléon à nouveau congestionnées, distendues et adhérentes en surface large à la paroi abdominale par des exsudats friables que l'on détruit facilement; à ce niveau l'étranglement n'est pas complet.

Observation IX

Péritonite chronique consécutive à la fièvre typhoïde simulant une appendicite. Guérison. (Coley : *New-York Medical Journal*, 1891.)

W... E..., âgé de 23 ans, fut reçu le 5 septembre 1889 et fut traité en médecine pour fièvre typhoïde. Il fut guéri le 28 octobre. Après avoir quitté l'hôpital, il eut de fréquentes attaques de douleur abdominale, surtout dans la région iliaque droite, et s'étendant presque dans la région lombaire. Il fut à nouveau hospitalisé le 1er janvier 1890 et placé dans le service de chirurgie le 15 mars. Pendant ce temps, il avait eu deux ou trois crises douloureuses dans la région iliaque droite, accompagnées d'une tuméfaction diffuse et de douleur à la pression. Toucher rectal négatif. Son état général était satisfaisant. Constipation modérée avec quelques nausées et quelques vomissements.

Opération (laparotomie exploratrice), le 15 mars 1890. Anesthésie à l'éther. Incision longitudinale à droite de la ligne blanche de 3 pouces et demi de long. Le cæcum parut fixé dans le bassin d'une façon anormale et l'appendice ne put être trouvé. Des manipulations étendues ne furent pas jugées utiles et la plaie fut refermée. Pas de drainage. La guérison arriva rapidement. La 3e semaine après l'opération, il avait des nausées persistantes et des vomissements, mais pas de douleur abdominale. Il était debout la 3e semaine. Son état était quelque peu amélioré, et il quitta l'hôpital.

CONCLUSIONS

Les sténoses de l'intestin grêle dues à la fièvre typhoïde s'observent à deux périodes différentes :

1° Au cours de la dothiénenthérie et dans le premier mois;

2° Tardivement, après que la maladie est à peu près complètement ou même complètement guérie.

I. — Dans la première période, les sténoses relèvent surtout de l'invagination et aussi de la coprostase compliquée de parésie intestinale. Leur symptomatologie est celle de l'occlusion aiguë ou progressive. Il faudra donc songer à elles toutes les fois que, chez un typhique encore dans la période aiguë de la maladie ou dans la convalescence, apparaîtront des phénomènes occlusifs du côté de l'intestin grêle. Mais il faudra se rappeler que la perforation intestinale peut s'accompagner de symptômes pseudo-occlusifs simulant absolument l'occlusion vraie.

II. — Dans la deuxième période, les sténoses sont surtout produites par la péritonite. La péritonite réduit le calibre de l'intestin par la formation d'adhérences, de brides, de coudures, de torsion, de volvulus.

Cette péritonite est consécutive, ou à une simple propagation, ou à l'appendicite paratyphoïde, ou à une perforation, ou enfin, à l'ulcération des ganglions mésentériques atteints par l'infection typhique.

Au point de vue des symptômes, il y a lieu de distinguer la sténose s'établissant progressivement et ressemblant à celle produite par des lésions tuberculeuses, appendiculaires, annexielles chez la femme,— la sténose débutant par de l'occlusion aiguë sans que rien ait pu, de prime abord, la faire prévoir, et en imposant pour une appendicite ou un étranglement interne.

L'ulcération typhique peut-elle déterminer un rétrécissement vrai, comme l'ulcération tuberculeuse? Oui, si les lésions sont très marquées; mais il faut reconnaître qu'il n'existe pas, dans la science, d'observations nettes de ce genre de sténose.

III. — Le traitement sera à la fois médical et chirurgical. Toutefois, il ne faut attendre que peu de résultats du premier traitement (morphine, lavements électriques, gazeux, etc.),

Le plus souvent, il faudra avoir recours au traitement chirurgical, qui devra être très précoce.

Dans les rétrécissements vrais, on fera l'entéroplastie, l'entérectomie ou l'entéroanastomose.

S'il s'agit de sténoses par adhérences, la rupture des adhérences suffira quelquefois, mais ordinairement, il faudra pratiquer l'entérectomie ou l'entéroanastomose. Dans le cas d'invagination, on essayera la désinvagination. Si elle est impossible, la meilleure opération sera la résection du boudin de l'invagination.

BIBLIOGRAPHIE

Bauby. — De l'occlusion intestinale.

Bérard. — Occlusion intestinale aiguë. (Arch. prov. de chirurgie, 1894.)

Coley. — Chronic peritonitis following typhoïd fever. (New-York Medical Journal, 1891.)

Delore. — Occlusion intestinale aiguë consécutive à une ancienne fièvre typhoïde. (Lyon médical, 1906.)

Delore. — De la péritonite par perforation dans la fièvre typhoïde. (Soc. des Sc. médicales, 1903.)

Delore. — Du traitement des invaginations intestinales chroniques étendues. (Revue de gynécologie et de chirurgie abdominales, 1905.)

Duliscouet. — Deux laparotomies dans la convalescence d'une fièvre typhoïde, la deuxième pour torsion d'une anse intestinale. (Anjou médical, 1899.)

Gailleton. — Traitement des invaginations intestinales chroniques. (Thèse Lyon, 1906.)

Jeannel. — Traitement de l'obstruction intestinale. (Gazette médicale, Paris, 1901.)

Moty. — Mort subite dans la fièvre typhoïde : sept invaginations du grêle. (Gazette des Hôpitaux, 1881.)

Patel. — Thérapeutique des tuberculoses chirurgicales de l'intestin grêle. (Thèse Lyon, 1901.)

Pinatelle. — Obstruction intestinale post-typhique. (Lyon médical, 1900.)

Poupon. — Pseudo-étranglements par péritonite primitive. (Thèse Paris, 1886.)

Ross. — Acute intussusception occuring as a complication of typhoïd fever. (Ann. surg. Phil., 1904.)

Scheele. — Intussusceptio ilei in der 4 Typhus Woche. (Deutsche medizinische Vochenschrift, 1880.)

Thibierge. — Contribution à l'étude des occlusions intestinales. (Thèse Paris, 1884.)

Thompson. — Stricture of the œsophagus due to typhoïd ulceration. (Ann surg. Phil., 1904.)

Toussaint. – (Bulletin de la Société de chirurgie de Paris, 1906.)

Vincent. — Invagination intestinale dans la convalescence d'une fièvre typhoïde. (Arch. de méd. et ph. milit., 1895.)

Watkins Pitchford.— Intussusception in convalescence from typhoïd fever. (British Medical Journal, 1902.)

Wilson. — Obstruction of the bowel following enteric fever. (Coll. et clin. Rec. Phil., 1898.)

Young. — Extensive contraction of the ileum as a sequel of enteric fever. (Med. Press et Circ. London, 1886.)

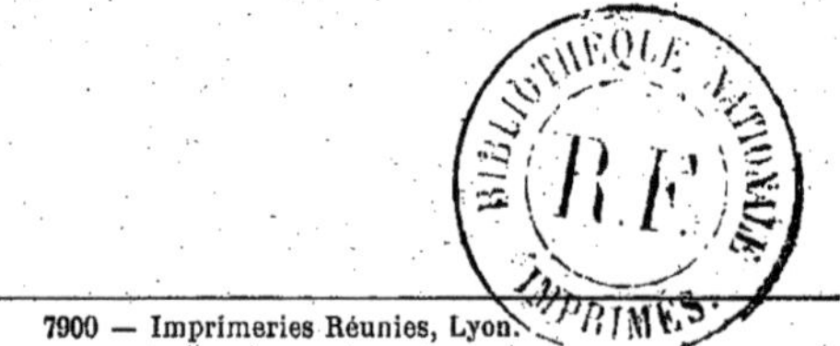

7900 — Imprimeries Réunies, Lyon.

www.ingramcontent.com/pod-product-compliance
Ingram Content Group UK Ltd.
Pitfield, Milton Keynes, MK11 3LW, UK
UKHW021630260726
13994UKWH00003B/1149